全国卫生职业院校学习笔记系列丛书

预防医学学习笔记

主　编　赵　宏　蔡灵卿

副主编　乌建平　刘媛洁　严建平

　　　　曾美华　苏文珍

编　委　(以姓氏笔画为序)

　　　　乌建平　刘媛洁　苏文珍　严建平

　　　　李湘华　余春英　赵　宏　章　虹

　　　　曾美华　蔡灵卿

U0262477

科学出版社

北　京

内 容 简 介

本书以《预防医学》教材为蓝本编写的配套的辅导教材,根据高等卫生职业技术学校培养目标的要求和学生的学情特点进行适当的删减。全书共分为23章,内容包括人类与环境的关系、生活环境与健康、食物营养与健康、生产环境与健康、社会心理环境与健康、医学统计学概述、流行病学等。每章又分为学习要点剖析和学习评价两部分,学习要点剖析是教材内容的提炼,涵盖学习的重点和考点,学习评价习题类型包括名词解释、填空题、选择题和简答题。本着"在教材中提炼精华,从零散中挖掘规律,到习题中练就高分,从成长中迈向成功"的宗旨,以教学内容为基础,结合考试内容,整合执业考试考点考题。

图书在版编目(CIP)数据

预防医学学习笔记 / 赵宏,蔡灵卿主编 .—北京:科学出版社,2015.1

全国卫生职业院校学习笔记系列丛书

ISBN 978-7-03-042680-2

Ⅰ. 预… Ⅱ.①赵… ②蔡… Ⅲ. 预防医学-高等职业教育-教学参考资料 Ⅳ. R1

中国版本图书馆 CIP 数据核字(2014)第 284552 号

责任编辑:许贵强 / 责任校对:胡小洁
责任印制:肖 兴 / 封面设计:范璧合

科 学 出 版 社 出版
北京东黄城根北街 16 号
邮政编码:100717
http://www.sciencep.com

新科印刷有限公司 印刷
科学出版社发行 各地新华书店经销

*

2015 年 1 月第 一 版 开本:787×1092 1/16
2015 年 1 月第一次印刷 印张:14 1/2
字数:231 000

定价:34.80 元
(如有印装质量问题,我社负责调换)

前　言

　　随着医学教育改革的不断发展，卫生职业教育越来越受关注，为适应我国卫生职业教育教学发展的需要，根据教育部颁布的有关指导性文件，我们组织编写了《预防医学学习笔记》教材，主要供大专临床、护理、涉外护理、助产、药学等相关医学专业使用。

　　本教材强调"必须、够用、精练、实用"，注重技能培养，突出实用性，真正体现以学生为中心的编写理念，方便学生掌握教材内容、巩固所学知识、应对考试和技能考核。本书结合教学实践，将教材内容分为"学习内容提炼"和"模拟试题测试"两部分。"学习内容提炼"部分包括了各章的主要内容，准确、简练地阐述了各章的主要知识点，涵盖重点考点，掌握内容用"＊"加以标注，方便学生使用。"模拟试题测试"部分，以各类考试为准，题型种类丰富（包括名词解释、填空题、选择题、简答题），内容紧扣相应知识点，学生在记忆和理解教材知识点的基础上，以模拟试题测试的形式进一步的总结和掌握教材内容，提高对知识的综合应用能力。同时，后附有参考答案，方便学生自评。

　　由于时间和编者水平有限，本书中难免存在错误和不足之处，恳请各位师生和读者给予批评指正，并将您的宝贵意见及时反馈给我们，以便对其进一步修改和完善。

编　者

2014 年 10 月

目　　录

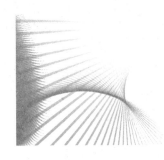

绪　论

学习内容提炼，涵盖重点考点

*（一）预防医学的概述

1. 定义　以人群为研究对象，应用宏观与微观的技术手段，研究健康影响因素及其作用规律，阐明外界环境因素与人群健康的相互关系，制定公共卫生策略与措施，以预防疾病、增进健康、延长寿命、提高生命质量为目标的一门综合性应用学科。

2. 内容　包括卫生学、环境和职业医学、卫生毒理学、营养与食品卫生学、少儿卫生学与妇幼保健学和流行病与卫生统计学。

3. 特点　预防医学的特点可以概括如下。

（1）预防医学的工作对象主要是群体。

（2）预防医学的工作对象主要是健康人。

（3）预防医学以研究人群健康与环境的关系为主。

（4）预防医学采用的是宏观与微观相互结合、相互补充的研究方法。

（5）预防医学所采用的对策与产生效应的时间多在疾病/传染病可能发生/流行之前。

（6）预防医学在疾病控制中的耗-效比最高。

*（二）健康及其影响因素

1. 当代健康观　健康不仅仅是没有疾病和虚弱，还包括身体健康、心理健康、社会适应上的完好状态和道德健康。

2. 影响健康的主要因素　包括以下四个方面。

（1）环境因素：包括环境中的化学、物理、生物因素和社会因素。

（2）行为生活方式：包括吸烟、酗酒、饮食习惯、精神紧张。

（3）医疗卫生服务：包括医疗卫生保健制度及其设施配置等。

（4）生物遗传因素：包括遗传、成熟、老化、复合内因。

3. 健康生态学模式　分5层：核心层是先天的个体特质；第二层是个体的行为特点；第三层是社会、家庭和社区的人际网络；第四层是生活与工作条件；最外层是宏观层面。强调健康是个体因素、卫生服务、环境因素之间相互依赖、相互作用和相互制约的结果，是指导预防医学和公共卫生实践的重要理论模型。

*（三）三级预防策略

1. 疾病自然史及其各阶段　疾病自然史是指疾病的发生、发展和转归（结局）的自然规律。按照时间顺序、有无临床症状和体征分为4个阶段：病理发生期、临床前期、临床期、转归期。在疾病自然史的不同阶段，通过有效的早期诊断、预防和治疗措施可以改变疾病的自然史直至向健康转归。

2. 三级预防策略　是指根据疾病自然史及健康决定因素的特点，把预防策略按等级分类。三级预防的特点是把预防的概念融入疾病发生发展的全过程、扩大到人生的全过程，把临床医疗工作与预防工作紧密结合，并且导向"预防为主"的方向。

（1）第一级预防：又称病因预防。目标是降低疾病的发病率或者脱离良好健康状态事件的发生率。

（2）第二级预防：又称临床前期预防。目标是通过缩短病程来减少患病。

（3）第三级预防：又称临床期预防。目标是减少并发症，降低死亡率或残疾。

模拟试题测试，提升应试能力

一、名词解释

1. 预防医学

2. 全球战略目标

3. 第一级预防

4. 第二级预防

5. 第三级预防

6. 健康

二、填空题

1. 影响人类健康的因素包括_____、_____、_____、_____等，其中_____因素是影响我国居民健康最主要的因素。

2. 1978年世界卫生组织在_____召开的会议，提出了_____战略，更加明确了_____目标。

3. 预防医学的指导思想是_____，研究对象是_____，研究方法多采用_____方法。

三、选择题

1. 预防医学的研究对象是（　　　）

A. 病人　　　　　　　B. 健康人　　　　　　　C. 个体

D. 确定的群体　　　　E. 个体和确定的群体

2. 哪项不是预防医学的研究内容（　　　）

A. 卫生学　　　　　　B. 临床医学　　　　　　C. 环境医学

D. 社会医学和社区医学　E. 流行病学和医学统计学

3. 预防医学的研究内容，不包括（　　　）

A. 分析疾病分布与健康水平的动态变化

B. 分析疾病分布并制订治疗方案

C. 研究与制订预防疾病、促进健康的策略和措施

D. 探讨卫生保健与疾病防治的组织和管理方法

E. 研究环境因素对健康的影响

4. 预防医学的特点有（　　　）

A. 工作对象侧重于病人

B. 工作方法侧重于微观研究

C. 采取的对策更利于治愈疾病

D. 采取的对策更具有积极的预防作用

E. 侧重于疾病发生后的康复

5. 既属于第一级预防，也属于第三级预防的是（　　　）

A. 治理环境污染　　　B. 禁止在公共场所吸烟　　C. 体力活动促进

D. 高血压管理　　　　E. 脑卒中病人的康复训练

6. 属于第二级预防的是（　　　）

A. 开展宣传教育，提高防病知识以及自我检查

    B. 做好妇女保健、儿童保健、老年保健

    C. 做好婚前检查和优生优育工作

    D. 切断性传播疾病的传播途径

    E. 保护环境，防止污染

7. 疾病类型不同，三级预防策略有所不同。下述疾病在采取第一级预防的同时，还应兼顾第二级和第三级预防的是（　　）

    A. 细菌性痢疾　　　　　　B. 恶性肿瘤　　　　　　　　C. 食物中毒

    D. 职业中毒　　　　　　　E. 营养缺乏病

8. 健康观是指人们对健康的看法，关于现代健康观内涵的叙述错误的是（　　）

    A. 主要依赖于自我保障与预防措施

    B. 主要依赖于医生与药物

    C. 人力资源的组成部分

    D. 健康权是与每个人密切相关的、实实在在的人权

    E. 不仅长寿，而且有更好的生命质量

9. 新的医学模式比传统医学模式扩展了哪项影响因素（　　）

    A. 生物因素　　　　　　　B. 化学因素　　　　　　　　C. 物理因素

    D. 社会心理因素　　　　　E. 环境因素

10. 通过三级预防可以改变疾病的自然史直至向健康转归，但疾病自然史的各个阶段不包括（　　）

    A. 病理发生前期　　　　　B. 病理发生期　　　　　　　C. 临床前期

    D. 临床期　　　　　　　　E. 转归期

11. 关于预防医学的研究方法，错误的是（　　）

    A. 调查研究方法、实践研究方法、临床观察方法

    B. 实验研究方法包括现场试验与实验室试验

    C. 宏观研究方法与微观研究方法相结合

    D. 使用实验动物的整体或离体实验（实验室试验）称为微观研究

    E. 临床观察、实验动物的整体实验称为宏观研究

12. Bruhn 等对宾法尼亚意大利聚集的一个小镇 Reseto 进行了研究，发现这个小镇的死亡率比邻镇的死亡率低。其研究结论是：该小镇人群良好的健康主要是由于他们有紧密联系的社会关系，与其平均主义特征和人们的互助

精神有关。导致该小镇人群健康状况比较好的这些因素属于（　　　）

A. 政治因素　　　　　B. 经济因素　　　　　C. 文化因素

D. 社会网络因素　　　E. 受教育水平因素

（13、14 题共用备选答案）

A. 传染病　　　　　　B. 多发病　　　　　　C. 地方病

D. 急发病　　　　　　E. 受教育水平因素

13. 第一次卫生革命的主要任务是预防（　　　）

14. 第二次卫生革命的主要任务是预防（　　　）

（15~17 题共用备选答案）

A. 降低疾病或健康问题的发生率

B. 提高公众的健康意识和自我保健能力

C. 降低病死率

D. 培养良好的健康行为和生活方式

E. 降低现患率

15. 第一级预防的目标是（　　　）

16. 第二级预防的目标是（　　　）

17. 第三级预防的目标是（　　　）

（18~20 题共用备选答案）

A. 颁布食品安全法

B. 乳腺癌的筛选

C. 通过国境卫生检疫防止黄热病的传入

D. 脑卒中病人的康复训练

E. 扩大免疫规划

18. 属于第一级预防的是（　　　）

19. 属于第二级预防的是（　　　）

20. 属于第三级预防的是（　　　）

四、简答题

1. 预防医学的特点是什么？

2. 简述三级预防的应用原则。

3. 我国新时期的卫生方针是什么？

4. 影响人类健康的主要因素是什么？

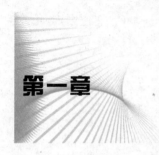

第一章

人类与环境的关系

学习内容提炼，涵盖重点考点

第一节 环 境 与 人

*（一）环境的概念

环境是指环绕于地球上的人类空间以及其中直接、间接影响人类生活和发展的各种物质因素及社会因素的总体。WHO 公共卫生专家委员会把环境定义为：在特定时刻由物理、化学、生物及社会各种因素构成的整体状态，这些因素可能对生命机体或人类活动直接、间接地产生现时或远期作用。

*（二）环境卫生的概念

环境卫生是指以人类及其周围的环境为对象，阐明环境因素对人群健康影响的发生与发展规律，并通过识别、评价、利用或控制与人群健康有关因素，达到保护和促进人群健康的目的。

（三）环境的分类

按环境要素的属性及特征，可将人类的环境分为自然环境和社会环境。

（四）人与环境的关系

1. 环境物质的统一性
2. 人体机能与环境的适应性

3. 人与环境构成综合体

（五）生态系统的概念和构成

1. 定义　生态系统是指生物群落（包括微生物、动物、植物及人类等）与非生物环境（空气、无机盐等）所组成的自然系统，是指在一定范围内，由生物群落和环境组成的综合体。

2. 构成　生态系统由四部分构成，包括以下几个部分。

（1）生产者：是指一部分能进行光合作用的细菌和制造有机物的绿色植物，利用太阳能把某些无机物转化成有机物满足本身需要，并且同时作为消费者的能量来源，由绿色植物、自养菌等组成。

（2）消费者：是指依赖与生产者而生存的生物，主要是指动物。

（3）分解者：是指所有具有分解能力的细菌、真菌等微生物。

（4）非生物物质：指阳光、空气、水、土壤、无机盐等。

（六）生态系统与人体健康的关系

在生态系统中生物与环境进行物质与能量交换，食物是一种重要形式，自然界生物与生物之间、植物与动物之间、动物与人之间以食物连接起来的索链关系称为食物链。

第二节　环境污染及其对健康的影响

*（一）环境污染的概念

环境污染是指人类活动产生的大量污染物排入环境中，引起环境质量下降而影响人类及其他生物的正常生存和发展的现象。当进入环境的废物浓度或有害于人类及其他生物正常生存和发展的物质总量超过环境自净的能力，就会造成环境污染。

*（二）污染物和污染源的概念、污染来源

1. 环境污染物的概念　进入环境并能引起环境污染的物质叫做环境污染物。

2. 环境污染的来源   生产性污染、生活性污染、交通运输污染、其他污染。

(三) 污染物的转归

污染物的转归是指污染物进入环境以后,在物理、化学和生物因素的作用下,发生分布或迁移、生物转化、生物富集和自净作用的全部过程。

*(四) 环境污染的类型

常见的环境污染物按属性可分为三类。

1. 化学性污染   化学性污染物种类多,影响面广,危害大,如重金属毒物铅、汞、镉等,有害气体一氧化碳、二氧化硫、氮氧化物等,农药等。

2. 物理性污染物   如噪声、电磁辐射、电离辐射等。

3. 生物性污染物   如各种致病微生物、寄生虫卵等。

*(五) 环境有害因素对健康的危害

当环境污染物突破机体的防御系统,并且在体内达到一定浓度时,就会对机体造成病理性损害,而表现为疾病状态。这种损害主要表现在以下几个方面:急性作用、慢性作用、致癌作用、致突变作用、致畸作用、免疫功能影响。

第三节   影响污染物对健康损害的因素

(一) 污染物的理化性质

污染物的理化性质如化学结构、物理特性等。

(二) 剂量或强度

剂量或强度如剂量-效应关系、剂量-反应关系等。

(三) 作用时间

(四) 环境因素的联合作用

环境因素的联合作用如相加作用、独立作用、协同作用、拮抗作用等。

第四节　环境污染的防治对策

*（一）　环境有害因素的控制——环境污染物的危险度评价

1. 危险度评价　是按照一定的准则，对环境污染物作用于特定人群可能引起的有害健康效应及其危害程度进行定性和定量评估，并判断环境污染物有害效应可能发生的概率。

2. 环境污染物危险度评价的目的　估计某污染物引起健康危害的可能性及其危害程度，确定可接受的危险度和实际安全剂量，为制定环境卫生标准、管理法规及作出治理环境污染的决策及措施提供科学依据。

3. 环境污染物危险度评价的组成　①危害鉴定；②剂量-反应关系评定；③暴露评价；④危险度特征分析。

*（二）　环境有害因素的控制——环境有害因素的预防与控制

（1）减少工业"三废"的污染。工业企业合理布局，改革工艺、综合利用，净化处理。

（2）控制生活性污染。

（3）预防农业污染。

（4）加强环境立法，强化环境管理和监督。

（5）开展环境教育，提高全民环境意识。

模拟试题测试，提升应试能力

一、名词解释

1. 社会环境

2. 自然环境

3. 食物链

4. 生物圈

5. 环境污染

6. 生态平衡

7. 剂量-反应关系

8. 突变作用

二、填空题

1. 构成人类自然环境的条件主要有_____、_____、_____、_____等。

2. 在生态系统内，生物与非生物，生物与生物之间的联系概括起来由四部分构成，即_____、_____、_____、_____组成一个完整的生态系统。

3. 社会环境对人类健康具有重要影响作用，构成人类社会环境的主要条件有_____、_____、_____、_____等。

4. 常见的环境污染源有_____、_____、_____，其中最主要的污染源是_____污染。

5. 生活性污染主要是指_____、_____、_____。

6. 生产性污染物主要是_____的污染。

7. 当今的人类环境污染特点多以_____为主，而又以_____污染更为突出。

8. 生活性污染物处理不当可对_____、_____、_____造成污染并对居民健康造成危害。

9. 环境的自净作用结果如何主要决定于污染物的_____、_____和环境的自身条件。

10. 环境的自净作用主要通过三种作用完成的_____、_____、_____。

11. 环境污染物对人体的作用常呈现多因素综合作用，其表现形式为_____、_____和_____作用。

12. 人体对环境污染的反应过程，一般经历3个阶段即_____、_____、_____。

13. 日本水俣病的致病因素主要是_____引起的居民慢性中毒性疾病。

14. 举世闻名的伦敦烟雾事件为空气污染而引起的居民急性中毒，其主要污染物是_____和_____。

15. 不少环境污染物可作为致敏原作用于机体引起_____性疾病。

16. 在人类生活、生产环境中常见的有害健康的物理因素主要为_____、

_____和_____。

17. 对环境污染的工业企业，在新建、改建或扩建工程中要与防止污染项目和措施做到"三同时"即_____、_____、_____。

18. 环境致突变物引起的生物体突变主要表现在两个方面即_____、_____。

三、选择题

1. 机体与环境的统一是（　　）

A. 人从自然环境摄取生活所需物资

B. 通过食物链实现机体与环境的统一

C. 人和环境保持着复杂的对立统一关系

D. 人与环境保持着静态平衡

E. 以上都不对

2. 生物间物资转换和能量传递的形式为（　　）

A. 新陈代谢　　　　　B. 生物转化　　　　　C. 食物链

D. 生物代谢　　　　　E. 以上都不对

3. 当前影响我国居民健康的下列因素中最主要的是（　　）

A. 自然灾害　　　　　B. 生活方式　　　　　C. 卫生服务

D. 遗传因素　　　　　E. 环境因素

4. 生物圈是（　　）

A. 地壳岩石和土壤层　　　　B. 有人类活动的区域

C. 有生物存在的地壳表层　　D. 有植物存在的地壳表层

E. 大气圈和土壤圈的总合

5. 生态平衡是指（　　）

A. 外界环境中生物之间，生物与环境之间的动态平衡

B. 自然环境中各种生物之间的动态平衡

C. 人与环境之间物资交换的平衡

D. 机体内各种物资的吸收与排泄之间保持的动态平衡

E. 环境中非生物因素与人体之间的动态平衡

6. 环境污染是指（　　）

A. 改变环境的构成，造成人类环境的化学因素区域性差异，影响到生态平衡

B. 污染物在生物体内出现蓄积并通过食物链影响到居民健康

C. 改变环境的构成，造成物理、生物因素的区域性差异，影响到生物间的物资和能量交换

D. 改变环境的构成，扰乱、破坏了环境的生态系统和人类正常环境条件，对居民健康造成有害作用

E. 改变环境的构成，扰乱和破坏环境的自净功能，对居民健康造成影响

7. 当前，我国环境污染的主要原因是（　　　）

A. 工业"三废"的污染

B. 交通运输工具产生的噪声和废气污染

C. 农药、化肥的不合理使用

D. 自然灾害的污染

E. 生活废弃物的污染

8. 环境中的无机汞通过什么途径成为甲基汞（　　　）

A. 生物代谢作用　　　　B. 生物富集作用　　　　C. 环境自净作用

D. 生物转化作用　　　　E. 以上均不对

9. 某些污染物在生物体内蓄积，并通过食物链逐渐转移而使生物体内污染物浓度逐级增高的作用是（　　　）

A. 生物转化作用　　　　B. 生物富集作用　　　　C. 生物同化作用

D. 生物传递作用　　　　E. 生物异化作用

10. 机体对少量环境污染物作用的反应是（　　　）

A. 无反应　　　　　　　B. 代偿状态　　　　　　C. 导致死亡

D. 正常调节　　　　　　E. 代偿失调

11. 生物间物质和能量的传递主要通过（　　　）

A. 食物链　　　　　　　B. 水　　　　　　　　　C. 空气

D. 日光　　　　　　　　E. 土壤

12. 构成大气污染的主要来源是（　　　）

A. 农药和化肥的污染

B. 居民采暖锅炉排放的废气

C. 工业企业生产过程排放的废气

D. 火山爆发或森林火灾

E. 交通工具排放的尾气

13. 关于突变的叙述下列哪项错误（　　）

A. 染色体畸变

B. DNA 分子的损伤

C. 体细胞突变也可导致遗传性疾病

D. 生殖细胞突变可导致遗传性疾病

E. 机体遗传物质一定条件下发生的突然变异

14. 大气中常见的致癌物是（　　）

A. 铅、汞、锰　　　　　B. 石棉尘、苯并芘　　　　C. 铜、锡、钴

D. 硒、锌、钼　　　　　E. 以上都不是

15. 环境中的主要致癌因素是（　　）

A. 生物有害因素　　　　B. 物理有害因素　　　　C. 食物有害因素

D. 化学有害因素　　　　E. 其他因素

16. 造成伦敦烟雾事件的大气污染物是（　　）

A. 多环芳烃化合物　　　B. 氮氧化物　　　　　　C. 烟尘和二氧化硫

D. 烃类化物　　　　　　E. 碳氢化物

17. 城市噪声的主要来源是（　　）

A. 生活性噪声　　　　　B. 工业噪声　　　　　　C. 娱乐噪声

D. 市场噪声　　　　　　E. 交通噪声

18. 减少城市噪声污染的措施是（　　）

A. 植树配置绿化带　　　B. 控制工业噪声　　　　C. 控制交通噪声

D. 控制生活噪声　　　　E. 以上都不对

19. 工业企业设计中的"三同时"是指（　　）

A. 《工业企业卫生标准》《生活饮用水标准》《工业企业"三废"排放标准》同时贯彻执行

B. 生产过程中产生的废气、废水、废渣应同时采取回收净化措施

C. 防止污染和其他危害设施必须与主体工程同时设计、同时施工、同时投产使用

D. 文化生活福利设施应和主体工程同时设计、同时施工、同时使用

E. 以上都不对

20. 我国制定环境保护方针的目的是（　　）

A. 依靠群众，大家动手，保护环境

B. 防止污染，保护生态平衡

C. 发动群众，采取措施，防止污染

D. 开展综合利用，发展国民经济

E. 保障人民健康，造福子孙后代

四、简答题

1. 简述人与环境的相互关系。

2. 环境污染的主要来源和常见的污染物种类是什么？

3. 环境污染对人群健康的影响特点。

4. 伦敦烟雾事件的主要有害物质是什么？主要危害有哪些？

5. 试述光化学反应产物和光化学烟雾的危害。

6. 环境污染对健康的危害是什么？

7. 我国环境保护的基本方针是什么？

8. 城市噪声的来源及其预防措施是什么？

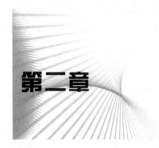

第二章

生活环境与健康

学习内容提炼，涵盖重点考点

第一节　大气与健康

(一) 大气的物理性状及其卫生学意义

1. 太阳辐射　如紫外线、红外线、可视线等。
2. 气象因素　如温度、湿度、气压、气流等。
3. 空气离子

(二) 大气污染的定义、来源

1. 定义　大气污染是指由于人为或自然原因，是一种或多种污染物混入大气中，并达到一定浓度，超过大气的自净能力，使大气的正常组成或性状发生变化，对人体健康和生活条件造成危害，记忆对动植物产生不良影响的空气状况。
2. 来源　工业企业、交通运输、生活炉灶和采暖锅炉。

(三) 大气污染对人体健康的危害

1. 直接危害　烟雾事件、事故性排放引发的急性中毒事件等。
2. 慢性炎症　大气中的二氧化硫、二氧化氮和烟尘等污染物引起。
3. 致癌作用

4. 变态反应

5. 降低机体免疫力

（四）煤烟型烟雾事件的特点

伦敦烟雾事件的有害物质主要是生活和工业燃煤排放的烟尘和二氧化硫。在异常气象条件下（阴、雾）有害物质不能有效稀释、扩散导致居民出现急性中毒。其主要危害是 SO_2 在空气中被氧化并与水蒸气结合形成硫酸雾，吸入后造成呼吸道黏膜刺激和损伤，并可诱发哮喘和心血管疾病发生。

（五）光化学烟雾事件的特点

光化学烟雾是由汽车尾气中的氮氧化物、碳氢化物等经强烈日光紫外线作用而形成的一类具有较强腐蚀、刺激性的化合物，其主要成分是臭氧、过氧乙酰基硝酸酯、醛类等，在空气中呈现浅蓝色烟雾称为光化学烟雾。其危害主要是对眼、呼吸道黏膜的腐蚀刺激作用，可引起眼睛红肿、呼吸道炎症。当吸入浓度较高时还可引起头痛、肺气肿和肺水肿等。

（六）室内空气污染的来源

1. 室内来源　燃料燃烧或烹调油烟；室内活动；室内建筑装饰材料；其他如家用化学品、家用电器、饲养宠物等。

室内空气的主要污染物包括：化学性污染物、物理性污染物、生物性污染物。

2. 室外来源　室外工业生产、交通运输、取暖锅炉等排放的污染物，以及植物花粉、孢子、动物毛屑等变应原，通过门窗缝隙、各种管道缝隙等进入室内；建筑物自身可逸出和挥发的有害物质；室外带入室内的污染物；相邻住宅污染；生活用水污染。

（七）室内空气污染对健康的危害

1. 不良建筑物综合征　多发生于新建或重新装修的办公楼内的工作人员，表现为一系列非特异的症状：眼、鼻、咽喉及上呼吸道刺激症状，头痛、疲劳、胸闷、全身不适、注意力不集中和工作效率低下等，是现代住宅室内多种化境因素联合作用对健康产生影响所致。

2. 建筑物相关疾病 是由于人体暴露于建筑物内的有害因素引起的疾病，包括呼吸道感染、哮喘、过敏性皮炎、军团菌病、心血管病、肺癌等。特点是患者的症状在临床上可以明确诊断，可以直接找到致病的空气污染物及污染源，必须进行治疗才能恢复健康。

3. 化学物质过敏症 患者对多种化学物质过敏，多种器官同时发病，出现眼刺激感、咽喉病、易疲劳、运动失调、失眠、恶心、哮喘、皮炎等症状，在致病因素排除后症状将会改善或消退。特点是由低浓度化学污染物引发，但很难找到具体单一的致敏原；居住于同一环境者，其症状轻重程度有明显差异；症状呈慢性过程，具有复发性。

（八）室内空气污染的控制

贯彻执行室内空气质量标准；合理的住宅屏幕配置；改善炉灶和采暖设备；通风换气；合理使用各种设施；选择合格建筑装饰材料和家具；合理规划；加强控烟教育。

第二节 水质与健康

（一）水源种类及其卫生学特征

1. 降水 包括雨、雪水。
2. 地表水 包括江、河、湖及池塘等水。
3. 地下水 包括浅层地下水、深层地下水、泉水等。

（二）饮用水污染的种类与疾病

饮用水受病原体污染可引起介水传染病，尤其是肠道传染病的爆发或流行；化学性污染对人体健康的危害更为严重，可引起急性中毒、慢性中毒和远期危害。我国的饮水卫生现状是饮水的生物性污染和化学性污染并存，以生物性污染为主。

（三）生活饮用水的卫生要求

1. **生活饮用水水质卫生要求**　水中不得含有病原微生物和寄生虫卵；水中所含化学物质及放射性物质不得危害人体健康；水的感官性状良好。

2. **生活饮用水水质标准**　分为常规指标和非常规指标。常规指标包括4组，即微生物指标、毒理指标、感官性状和一般化学指标以及放射性指标；非常规指标有64项。

（四）饮水安全的卫生学措施

1. **水源选择的原则**　①水量充足；②水质良好；③便于卫生防护。

2. **水源卫生防护**　地表水水源卫生防护；地下水水源卫生防护。

3. **饮水净化与消毒**　生活饮用水的净化处理有常规净化、深度净化、特殊净化3种。常规净化工艺过程包括混凝沉淀→过滤→消毒，目的是除去原水中的悬浮物质、胶体颗粒和病原微生物等。为了发展优质饮用水，有些地区或城市对常规水厂的水质进行深度净化处理。若原水中含铁、锰、氟等，则需特殊处理。

饮水消毒可采用物理方法（热、紫外线等）、化学方法（氯、一氯胺、二氯胺、臭氧等）。目前，是用最广泛的方法是氯化消毒法。

（五）饮水的氯化消毒原理

1. **氯化消毒原理**　各种氯化消毒剂，在水中均可水解成次氯酸（HOCl）。HOCl是电中性的小分子，易于穿过细胞壁进入菌体；HOCl又是强氧化剂，能损害细菌的生物膜，使蛋白质、RNA、DNA等物质释出，并影响多种酶系统，而致细菌死亡。氯对病毒的作用，在于对核酸的致死性损害。次氯酸根（OCl^-）也具有杀菌能力，但带负电难于接近细菌，其杀菌力仅为次氯酸的1/80。

2. **氯化消毒方法**

（1）饮用水消毒的氯制剂主要有液氯、漂白粉、漂粉精和有机氯制剂等。氯制剂分子中氯的化合价大于-1价者具有杀菌能力，成为有效氯。漂白粉含有效氯28%～33%，漂粉精含有效氯60%～70%。

（2）常用氯化消毒方法有普通氯化消毒法、氯胺消毒法、折点消毒法、过量氯消毒法、持续氯消毒法。

（3）影响氯化消毒效果的因素：①加氯量和接触时间：一般要求加入氯化消毒剂后，接触30分钟，水中游离氯不低于 $0.3 \sim 0.5mg/L$；②pH 值：降低 pH 值可减少 HOCl 的解离，提高消毒效果；③水温：水温高时杀菌效果好，故水温低时要适当延长消毒时间；④水的混浊度：水的混浊度高，水中有机物等悬浮杂质多，会消耗有效氯，而且细菌包裹在悬浮物内不易被杀灭，同时还会形成较多的氯化副产物，故混浊度高的水必须强化混凝沉淀和过滤处理；⑤水中微生物种类和数量：肠道病毒、原虫包囊对氯的耐受性高于肠道细菌；水中微生物的数量过多，则消毒效果较难达到卫生标准的要求。

第三节　土壤与健康

（一）土壤污染的概念

在人类生活和生产活动中排出的有害物质进入土壤，影响农作物生长，并直接和间接危害到人类健康的现象称为土壤污染。

（二）土壤主要污染源

1. 工业废水和生活污水
2. 固体废弃物性污染
3. 大气污染物的污染

（三）土壤污染的基本特点

土壤污染的基本特点主要有长期性、复杂性、综合性等特点。

（四）土壤污染对健康的危害

1. 生物性污染的危害　土壤的生物性污染可引起人类的生物性疾病的传播和流行，这种危害仍不容忽视。其主要存在以下几种疾病。

（1）引起肠道传染病和寄生虫病：人-土壤-人 。

（2）引起钩端螺旋体病和炭疽病：动物-土壤-人。

（3）引起破伤风和肉毒中毒：土壤-人。

2. 化学性污染的危害　其危害主要是引起急性和慢性中毒性疾病，以及致突变、致畸和致癌作用等。

第四节　地　方　病

（一）地方病的概述

1. 概念　地方病是指具有严格的地方性区域特征的一类疾病的总称。

2. 分类　地方病按病因可分为地球化学性和自然疫源性两类。

3. 特点　发生生物源性地方病的地区称为地方病疫区，发生化学元素性地方病的地区称为地方病病区，两者的基本特征相同。

（1）地方病病（疫）区内，该地方病发病率和患病率都显著高于非地方病病（疫）区，或在非地方病病（疫）区内无该病发生。

（2）地方病病（疫）区的自然环境中存在着引起该种地方病的自然因素。

（3）健康人进入地方病病（疫）区，同样有患该病的可能，属于危险人群。

（4）从地方病病（疫）区迁出的健康者（潜伏者除外）不会再患该种地方病，迁出的患者其症状也不再加重，并可能逐渐减轻甚至痊愈。

（5）地方病病（疫）区内的某些易感动物也可罹患某种地方病。

（6）根除某种地方病病（疫）区自然环境中的致病因子，地方病病（疫）区可转变为健康地区。

（二）碘缺乏病

1. 概念　是指从胚胎发育至成人期由于碘摄入量不足而引起的一系列病症。

2. 病因　①原生地质环境缺碘；②饮水和膳食因素；③致甲状腺肿物质。

3. 流行病学特征

（1）地区分布：我国碘缺乏病除上海等少数地区外，各地几乎都有不同程度的流行，主要分布在东北、西北、华北、西南地区的山区。

（2）人群分布：该病可发生于任何年龄。可以从儿童期开始，青春期急剧升高，40岁以后逐渐下降。

（3）时间分布：从长期变化趋势看，碘缺乏病随着时间的变化与综合性防治措施的强化程度相关。

4. 临床表现

（1）地方性甲状腺肿：这是碘缺乏病的主要表现之一，其主要症状是单纯性甲状腺肿大，早期无明显症状，补碘可恢复正常。随着病情发展，甲状腺呈弥漫性肿大，并可触及单个或多个结节，继续发展可出现气管、试管压迫症状，发展的结果可称为不可逆的病变，少数人可发展为甲状腺功能亢进症。

（2）地方性克汀病：这是碘缺乏病最严重的表现形式。患儿的典型特征是：机体的生长发育明显落后，身材矮小，第二性征发育迟缓。思维缓慢、迟钝、表情贫乏、淡漠或傻笑，严重者出现运动障碍和克汀病面容，甚至可有不同程度的社会适应困难或失去生活自理能力。

5. 防治要点

（1）第一级预防：又称为病因预防。在缺碘区实行全民补碘，安全有效的措施首选食盐加碘。也可多吃富含碘的食物。

（2）第二级预防：又称为临床前期预防。主要措施有加强对碘缺乏病的诊断争取早发现，早诊断，早治疗。以及对碘防治的监测，如碘盐监测、病情监测等。

（3）第三级预防：又称为临床预防。采取治疗的措施。

（三）地方性氟中毒

1. 概念　由于长期自环境中摄入过量的氟引起的以氟骨症和斑釉质为特征的一种慢性全身性疾病。

2. 病因　我国地方性氟病的病区主要分型如下。

（1）饮水型病区：分布最广泛，也是最主要的病区类型。此型病区的地质环境多为地势较低富含氟的岩石层，地下水氟含量很高，一般为2~5mg/L。

（2）燃煤污染型：由于使用含氟的煤炭取暖做饭，产生的废气污染室内的空气、饮用水和食物，氟元素经呼吸道和消化道进入人体而引起中毒。

（3）其他类型：如含氟的食物等。

3. 流行病学特征

（1）地区分布：我国除上海等少数地区以外，全国各地都有不同程度的流行。

（2）人群分布：生活在病区的儿童、少年均可患氟斑牙。氟骨症多发生于成人，随着年龄的增长患病率也增加。女性由于生理原因，发病多于男性。

（3）时间分布：地方性氟中毒的发病与患者在病区居住的时间有关，在病区居住的时间越久，患病率越高，病情越重。

4. 临床表现

（1）氟斑牙：是氟中毒的早期表现，随着病变的发展，牙齿出现表面粗糙、是去光泽、着色，并呈现出黄色、褐色或黑色，同时牙齿的质量降低，质脆易碎甚至早期脱落。根据氟斑牙的不同程度，又将其分为白垩型、着色型和缺损型。

（2）氟骨症：是氟中毒的重要表现。氟骨症可以分为轻、中、重度三型。轻度：肌肉、骨关节疼痛，轻微活动受限，能从事正常劳动。重度：上述症状加重，骨骼变形，活动受限，影响劳动。重度：驼背，肢体变形，挛缩残废。

5. 防治措施

（1）第一级预防：又称病因预防。减少氟的摄入量。

（2）第二级预防：又称临床前期预防。对环境的监测和人体健康检查。

（3）第三级预防：又称临床期预防。采取治疗措施。

模拟试题测试，提升应试能力

一、名词解释

1. 大气污染
2. 光化学烟雾
3. 地方病
4. 碘缺乏病
5. 地方性氟中毒

二、填空题

1. 饮用水的卫生学要求＿＿＿＿＿、＿＿＿＿＿＿、＿＿＿＿＿＿、＿＿＿＿＿。

2. 地方病包括＿＿＿＿＿＿、＿＿＿＿＿＿。

3. 碘缺乏病的临床表现包括＿＿＿＿＿、＿＿＿＿＿＿。其中＿＿＿＿＿＿是碘缺乏病最严重的表现。

三、选择题

1. 地球化学性疾病（地方病）的病因是（　　　）

A. 严重环境污染引起的地区性化学成分改变超出了人体的适应能力

B. 地质化学条件的区域性差异超出人体的适应能力

C. 某种化学元素明显摄入不足

D. 某种化学元素明显摄入过多

E. 以上都不是

2. 某地区一村庄出现多例成年男子身高低于 1.3m。智力低下，生长迟缓。甲状腺未见肿大，该村可能流行的疾病是（　　　）

A. 克山病　　　　　　　　B. 地方性甲状腺肿大　　　　　　C. 大骨节病

D. 地方性克汀病　　　E. 水俣病

3. 在无外来含碘的食物条件下，当水碘低于多少时，要警惕可能导致碘缺乏病的发生（　　　）

A. 1mg/L　　　　　　　　B. 10μg/L　　　　　　　　　C. 5mg/L

D. 5μg/L　　　　　　　E. 3mg/L

4. 预防人群碘缺乏病的最方便而实用的措施是（　　　）

A. 在食盐中加入碘化钾或碘酸钾

B. 在食用油中加入碘盐

C. 消除其他致甲状腺肿的物质

D. 净化或更换水源

E. 服用含碘药物

5. 氮氧化物对人体的主要作用部位时（　　　）

A. 呼吸道深部细支气管及肺泡　　　　B. 上呼吸道黏膜

C. 眼结膜和上呼吸道　　　　　　　　D. 皮肤和眼结膜

E. 皮肤和上呼吸道

6. 印度博帕尔市联合农药厂发生的公害事件的有毒物质是（　　　）

A. 异氰酸   B. 异氰酸甲酯   C. 氢氰酸

D. 二异氰酸甲苯酯   E. 硫酸二甲酯

7. 地方性氟中毒好发年龄多为（   ）

A. 婴幼儿   B. 40~50 岁   C. 少年

D. 青壮年   E. 50 岁以上

8. 饮用水要求在流行病学上安全，主要是为了确保（   ）

A. 不发生消化道疾病   B. 不发生介水传染病

C. 不发生食物中毒   D. 不发生急慢性中毒

E. 不发生水性地方病

9. 水质是否达到流行病上的安全的重要指标是（   ）

A. 细菌总数   B. 痢疾杆菌和大肠埃希菌总数

C. 伤寒、副伤寒杆菌总数 D. 大肠菌群数和细菌总数

E. 大肠埃希菌数

10. 水的总硬度是指（   ）

A. 钙、镁等盐的总量   B. 钙、镁离子的总量

C. 钙、镁的硫酸盐的总量 D. 钙的重碳酸盐的总量

E. 以上都不是

11. 汞污染水源的主要危害是（   ）

A. 使鱼、贝类产生特殊臭味   B. 出现富营养化现象

C. 出现某些传染病的流行   D. 使水体产生金属涩味或混浊

E. 引起水俣病的发生

12. 净化水的主要目的是（   ）

A. 杀灭病原微生物   B. 除去水中的有毒物质

C. 改善水质的感官性状   D. 除去水中悬浮物和毒物

E. 使水质达到卫生学要求

13. 饮水消毒的主要目的是（   ）

A. 保持水中有一定量的余氯 B. 改善水的感官性状

C. 除去水中的有毒物质   D. 杀灭病原菌，预防介水传染病的发生

E. 预防水性地方病的发生

14. 我国集中式给水最常用的消毒方法是（   ）

A. 过量氯消毒法   B. 紫外线照射法   C. 常量氯消毒法

D. 加碘法　　　　　　　E. 高锰酸钾法

15. 氯化消毒饮水中起杀菌作用的主要是（　　）

A. Cl_2　　　　　　　B. HOCl　　　　　　　C. Cl^-

D. $Ca(OCl)_2$　　　　E. H^+

16. 评价氯化消毒效果的简便指标是（　　）

A. 加氯量　　　　　　　B. 有效氯　　　　　　　C. 余氯量

D. 水的混浊度　　　　　E. 细菌学指标

17. 下列水源中比较理想的水源地是（　　）

A. 降水　　　　　　　　B. 江、河水　　　　　　C. 湖水

D. 深层地下水　　　　　E. 水库水

18. 大气中常见的污染物是（　　）

A. SO_2、CO_2、N_xO_x　　B. 飘尘、SO_2、碳氢化合物

C. SO_2、N_xO_x、飘尘　　D. N_xO_x、光化学烟雾、SO_2

E. 光化学烟雾、飘尘、SO_2

19. 2005年冬，东北某城市一平房住户，在门窗禁闭情况下，用煤烧火炕取暖，临睡前以湿煤压火，早晨起床时，有人昏迷不醒，有人感到眩晕和头痛，并有恶心，将昏迷者抬出室外后逐渐苏醒，其他人的症状减轻。此次事件最有可能的原因是（　　）

A. 室内 O_2 浓度过低　　B. SO_2 中毒　　　　　C. CO 中毒

D. CO_2 中毒　　　　　E. H_2S 中毒

20. 饮用水受病原体污染可引起介水传染病，在我国最多见的是（　　）

A. 呼吸道传染病的暴发　　　　B. 血液性传染病的暴发

C. 肠道传染病的暴发　　　　　D. 皮肤性传染病的散发

E. 寄生虫病的散发

21. 水源卫生防护中规定：取水点周围不得从事可能污染水源的活动，要求的水域半径是（　　）

A. 50m　　　　　　　　B. 100m　　　　　　　C. 150m

D. 200m　　　　　　　　E. 300m

四、简答题

1. 煤烟型烟雾事件和光化学烟雾事件的区别有哪些？

2. 饮用水安全的卫生措施有哪些？

3. 氯化消毒的原理是什么？

4. 碘缺乏病的防治措施有哪些？

5. 地方性氟中毒的防治措施有哪些？

五、案例分析题

1. 20 世纪 70 年代，我国卫生工作者在云南省宣威地区调查时发现该地是我国肺癌高发区，其女性肺癌死亡率居全国首位，农民肺癌死亡率是全国最高的地区之一。围绕肺癌病因学进行的 20 多年调查研究表明，宣威肺癌的主要原因是居民长期使用"火塘"和劣质烟煤烹调、取暖所导致的严重室内燃煤空气污染。请回答下列问题：

(1) 如何找出该地区肺癌高发的原因？

(2) 引起宣威地区肺癌高发的原因是什么？

(3) 针对宣威肺癌的危险因素，应开展哪些防制工作？

2. 2009 年 2 月 20 日上午，由于自来水水源受到污染，江苏省某市区发生大范围断水，至少 20 万居民的生活受到影响。

该市区的供水由××水务有限公司提供，该公司下辖城西、越河和城东三个水厂。2 月 20 日晨 6 点 40 分，城西水厂的工作人员发现流入管网的自来水有刺鼻的异味，7 点 20 分，该市紧急采取停水措施，将同在新洋港河取水的城西、越河两个水厂全部关闭。经检验，出现异味的原因是水厂水源受酚类化合物污染，所产自来水不能饮用。请回答下列问题：

(1) 分析此次水污染事件的发生原因。

(2) 如何杜绝此类事件的发生？

3. 1999 年，北方某城市的刘先生准备结婚，在装修新房时，购买了"环保"装饰装修材料。搬入新居后，室内有刺鼻的气味，没有在意。一年后儿子诞生了。2003 年，孩子 3 岁时查出白血病，经人提醒，请环保部门检测，发现室内部分化学物质超标，刘先生找装饰装修材料公司讨说法但遭到拒绝。请回答下列问题：

(1) 此事件说明了什么？

(2) 针对居室内空气卫生质量问题，应采取哪些预防措施？

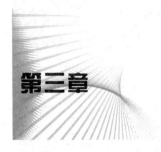

第三章

食物营养与健康

学习内容提炼，涵盖重点考点

第一节 概 述

*（一）营养

营养是指机体摄取、消化、吸收和利用食物中的营养物质，以满足机体生理需要的生物学过程。

*（二）营养素

营养素是指食物中可给人体提供能量、机体构成成分和组织修复以及生理调节功能的化学成分。

（三）营养素需要量和供给量

1. 需要量　是指维持人体正常生理功能所需的营养素的数量。

2. 供给量　是指为满足机体营养需要，每日必须由膳食供给各种营养素的数量，是在需要量的基础上考虑了人群的安全率、饮食习惯、食物生产、社会条件及经济条件等因素而制定的适宜数值。

*（四）膳食营养素参考摄入量

DRIS 是指在推荐的每日膳食中营养素供给量（RDA）基础上发展起来的一组每日平均膳食营养素摄入量的参考值，包括 4 个营养水平指标。

1. 平均需要量（EAR）　是指某一特定性别、年龄及生理状况群体中对某营养素需要的大量的平均值。

2. 推荐摄入量（RNI）　可以满足某一特定性别、年龄及生物状况群体中绝大多数（97%~98%）个体的需要量。

3. 适宜摄入量（AI）　通过观察或适宜获得的健康人群某种营养素的摄入量。

4. 可耐受最高摄入量（UL）　平均可以摄入某营养素的最高量，该数量对一般人群中的几乎所有个体都不至于损害健康。

第二节　人体需要的主要营养素

*（一）蛋白质

蛋白质主要由碳、氢、氧、氮4种元素构成，含氮量平均约为16%。氨基酸是组成蛋白质的基本单位，构成人体蛋白质的20种氨基酸中有8种（婴儿为9种）在人体内不能合成或合成速度不能满足机体需求，必须由食物供给，称为必需氨基酸。

1. 生理功能　①构成和修复组织是蛋白质最重要的生理功能；②构成多种重要的生理活性物质，参与调解生理功能；③提供能量。

2. 人体蛋白质营养状况评价　①身体测量；②生化检验；③膳食调查。

3. 食物蛋白质营养价值评估　①蛋白质含量；②蛋白质消化率；③蛋白质生物学价值。

4. 参考摄入量及食物来源

（1）RNI：成人占总能量的10%~12%，儿童、青少年为12%~14%。

（2）食物来源：蛋、肉、鱼、乳类是优质蛋白质的良好来源；粮谷类是我国居民膳食蛋白质的主要来源；大豆是植物中优质蛋白质的良好来源，蛋白质含量最高，且含赖氨酸较多，与粮谷类蛋白质有较好的互补作用。

*（二）脂类

脂类包括脂肪和类脂。脂肪由一分子甘油和三分子脂肪酸组成，脂肪酸分为饱和脂肪酸、单不饱和氨基酸和多不饱和脂肪酸。

1. 生理功能　①供能和储能；②构成机体组织；③维持体温和缓冲外力对内脏的机械损伤作用；④膳食脂肪可改善食物的色、香、味，促进食欲，增加饱腹感，供给必需脂肪酸、提供并促进脂溶性维生素的吸收。

2. 食物脂类营养价值评价　①必需脂肪酸 N-3 长链多不饱和脂肪酸的含量；②脂溶性维生素的含量；③脂肪的消化率。

3. 参考摄入量与食物来源

（1）AI：成人控制在总能量的 20% ~ 30% 范围内，胆固醇摄入量应小于 300mg/d，饱和脂肪酸、单不饱和脂肪酸、多不饱和脂肪酸摄入量的适宜比值为 1∶1∶1。

（2）食物来源：动物的脂肪组织、肉类和植物种子。

*（三）糖类

由碳、氢、氧 3 种元素组成，一般分为单糖、寡糖和多糖 3 类。

1. 生理功能　①供给能量；②构成细胞核组织的成分；③影响体内物质代谢；④保护肝脏及解毒作用。

2. 膳食纤维的生理意义　①改善肠道功能；②调节脂质代谢；③控制体重，防止餐后高血糖；④吸附作用。

3. 参考摄入量与食物来源

（1）AI：占总能量的 55% ~ 65%。

（2）食物来源：粮谷类、豆类和根茎类蔬菜，各种精制糖；奶和奶制品中的乳糖，是婴儿主要的能量来源；蔬菜、水果含有少量单糖和大量纤维素、果胶，是膳食纤维的主要来源。

*（四）矿物质

根据其在体内的含量及机体需要量的多少，分为常量元素和微量元素两大类。

1. 钙

（1）影响吸收因素：维生素 D、乳糖及赖氨酸、色氨酸等氨基酸促进吸收；草酸、植酸、磷酸、膳食纤维降低吸收。

（2）缺乏：骨骼发育和结构受损、低钙性手足搐搦症、血液凝固障碍等；

过量：患肾结石的危险性增加、骨硬化。

（3）营养状况评价：血清钙、骨矿物质含量及骨密度检查，钙平衡试验。

（4）食物来源：奶类及其制品、豆类及其制品、虾皮、海产品、坚果类、芝麻酱、某些绿色蔬菜。

2. 铁

（1）影响吸收因素：维生素C、有机酸、某些单糖、肉禽鱼因子。核黄素促进非血红素铁吸收；胃酸缺乏或服用抗酸药物、膳食中草酸盐、植酸盐、磷酸盐、鞣酸、茶叶和咖啡的多酚类物质、卵黄高磷蛋白及腹泻或吸收不良不利于吸收。

（2）缺乏：储存铁减少期（IDS），缺铁性红细胞生成期（IDE），缺铁性贫血期（IDA）；儿童铁缺乏可引起心理活动和智力发育的损害及行为改变，由此引起的认知能力损害往往难以恢复。

（3）营养状况评价：血清铁蛋白、红细胞原卟啉、平均红细胞容量、血红蛋白、转铁蛋白受体等。

（4）食物来源：动物肝脏、全血、畜禽肉类、鱼类等。

3. 锌

（1）影响吸收因素：高蛋白、维生素D、葡萄糖、乳糖、半乳糖、肉类、柠檬酸等促进吸收；植酸、鞣酸、纤维素降低率，铜、钙、亚铁离子干扰。

（2）缺乏：味觉异常，生长迟缓，性器官发育不良，皮肤粗糙、痤疮、口腔溃疡、创伤不易愈合等，肠病性肢端皮炎、孕妇缺锌畸形率增高。

过量：可致中毒。

（3）营养状况评价：血清、白细胞、头发、唾液锌、碱性磷酸酶、金属硫蛋白活性，味觉、暗适应能力测定。

（4）食物来源：牡蛎等贝类海产品、红色肉类、动物内脏。

*（五）维生素

维生素按其溶解性维生素（A、D、E、K）和水溶性维生素（B族维生素和维生素C）。

1. 维生素A

（1）主要生理功能：视紫红质的合成与再生，维持正常的视觉；糖蛋白合成，维持上皮组织的完整；促进正常发育，增加抗感染、抗氧化能力。

（2）缺乏与过剩：暗适应下降、夜盲，Bitot 斑，角膜软化，皮肤干燥、毛囊角化，儿童生长迟缓，易呼吸道感染；大量摄入可致中毒，妊娠早期可引起胎儿畸形。

（3）营养状况评价：血浆视黄醇结合蛋白、血清维生素 A 水平、维生素 A 耐量、视觉暗适应功能及眼部症状检查。

（4）食物来源：肝脏、鸡蛋、奶类、鱼肝油。类胡萝卜素主要来自绿色叶菜或红黄色蔬菜和水果。

2. 维生素 D

（1）主要生理功能：促进钙、磷吸收，调节血钙平衡；促进骨与软骨及牙齿的钙化；调节基因转录和免疫功能。

（2）缺乏：骨化不全、佝偻病、骨软化症、骨质疏松；

过多：蓄积引起中毒。

（3）营养状况评价：血浆 $25\text{-}(OH)D_3$ 或 $1,25\text{-}(OH)_2D_3$。

（4）食物来源：海水鱼、肝脏、蛋黄、奶油较多；鱼肝油可作为维生素 D 补充剂。

3. 维生素 B_1

（1）主要生理功能：构成辅酶参与物质代谢和能量转化；维持神经、肌肉的功能；与心脏活动、食欲、胃肠蠕动、消化液分泌有关。

（2）缺乏：干性脚气病、湿性脚气病、混合型脚气病、婴儿脚气病。

过量中毒罕见。

（3）营养状况评价：红细胞转酮醇酶活力或 TPP 效应，尿中维生素 B_1 排出量。

（4）食物来源：粮谷类、豆类、坚果类、蛋类、动物内脏以及瘦肉。

4. 维生素 B_2

（1）主要生理功能：参与生物氧化和能量、维生素 B_6、尼克酸及药物代谢，抗氧化，与铁吸收和储存、视网膜感光、生长发育有关。

（2）缺乏与过剩：口腔-生殖综合征、睑缘炎及角膜血管增生等，影响生长发育，导致缺铁性贫血；妊娠缺乏可致胎儿骨骼畸形。

（3）营养状况评价：红细胞谷胱甘肽还原酶活力、红细胞中维生素 B_2 含量，尿中维生素 B_2 排出量。

（4）食物来源：肝、肾、心、蛋黄、大豆、乳类及绿叶菜。

5. 维生素C

（1）主要生理功能：参与羟化反应，促进胶原合成，抗氧化，促进铁、叶酸吸收，阻断亚硝胺的体内形成，改善心肌功能，解毒。

（2）缺乏：坏血病。

过量：因尿中草酸增加形成结石，还可有腹痛、腹泻、并发生对维生素C的依赖。

（3）营养状况评价：血浆或白细胞维生素C，尿中维生素C排出量，毛细血管脆性试验。

（4）食物来源：新鲜蔬菜和水果；因其易氧化失活，应注意合理烹调，避免损失与破坏。

第三节   热   能

*（一）人体的能量消耗

人体的能量消耗主要用于维持基础代谢、体力活动及食物特殊动力作用。

*（二）能量的供给

机体所需的能量由糖类、脂肪和蛋白质提供。

能量摄入量与消耗量应保持平衡，使体重维持在适宜范围。我国居民能量主要来源是粮谷类，其次是食用油脂、动物类食品、豆类和坚果类。

第四节   各类食物的营养价值

（一）谷类

我国主要食用的谷类有小麦、大米，其次是被称做杂粮的玉米、小米和高粱。

（二）豆类及其制品

豆类分为大豆类（黄豆、黑豆和青豆）和其他豆类（包括豌豆、蚕豆、绿豆、小豆、芸豆等）。豆制品是由大豆或绿豆等原料制作的半成品食物，如豆浆、豆腐、豆腐干等。大豆是我国人民膳食中优质蛋白质的重要来源。

（三）蔬菜和水果

蔬菜和水果在我国人民膳食中的食物构成比分别是 33.7% 和 8.4%，是膳食的重要组成部分。蔬菜水果富含人体所必需的维生素、无机盐和膳食纤维，含蛋白质、脂肪很少。此外，由于蔬菜水果中含有各种有机芳香物质和色素等成分，使它们具有良好的感官性状，对增进食欲、促进消化、丰富食品多样性具有重要意义。

（四）畜肉、禽肉、鱼类

畜肉、禽肉和鱼类食品是人们膳食食物构成的重要组成部分。该类食品能提供给人体优良动物性蛋白质、脂肪、矿物质和维生素，是食用价值较高的食品。

（五）蛋类

蛋类在我国人民膳食构成中占 1.4%，主要提供高营养价值的蛋白质。蛋类含蛋白质约为 12.8%。鸡蛋氨基酸组成模式与合成人体组织蛋白所需模式接近，易消化吸收，其生物学价值达 95%，是最理想的天然优质蛋白质。

（六）奶类

奶中蛋白质含量约 3%，主要是酪蛋白，其次是乳清蛋白和乳球蛋白。其消化吸收率很高，生物学价值为 85，属优质蛋白。奶中富含钙、磷、钾及各种人体所需维生素。

第五节　特殊人群的营养

*（一）孕妇和乳母的营养

孕期营养状况对胎儿生长发育直至成年后的健康会产生重要的影响。孕期营养不良可使孕妇发生营养缺乏症，且与感染和产伤及妊娠毒血症有关；食物摄入过量，可引起体重过多增长，增加难产、妊娠糖尿病和出生巨大儿的风险及产后肥胖、乳母的营养状况直接影响乳汁分泌量和乳汁的营养素含量，从而影响婴儿的生长发育与健康状况。

1. 孕妇

(1) 膳食营养原则：根据体重变化，适当增加能量；充足的蛋白质，满足孕妇及胎儿生长发育对优质蛋白质的需要；丰富的微量营养素，尤其是钙、铁、锌、碘及维生素。

(2) 膳食指南

1) 孕前期：多摄入富含叶酸的食物或补充叶酸；常吃含铁丰富的食物；保证摄入加碘食盐，适当增加海产品的摄入；戒烟、禁酒。

2) 孕早期：膳食清淡、适口；少吃多餐；保证摄入足量富含糖类的食物；多摄入富含叶酸的食物或补充叶酸；戒烟、禁酒。

3) 孕中、末期：适当摄入鱼、禽、蛋、瘦肉。海产品的摄入量；适当增加奶类的摄入；常吃含铁丰富的食物；适当身体运动，维持体重的适当增长；戒烟、禁酒，少吃刺激性食物。

2. 乳母

(1) 膳食营养原则：以泌乳量与母亲体重为依据，保证充足能量；足够的优质蛋白质；适量脂肪，尤其是多不饱和脂肪酸，满足婴儿中枢神经系统发育及溶脂性维生素吸收等的需要，保证钙、铁、锌、碘和多种维生素的供给。

(2) 膳食指南：增加鱼、禽、蛋、瘦肉及海产品摄入，适当增加饮奶类，多喝汤水，产褥期食物多样、不过量，忌烟酒，避免喝浓茶和咖啡，科学活动和锻炼，保持健康体重。

*(二) 婴幼儿及学龄前儿童的营养

婴幼儿及学龄前儿童发育迅速，是一生中身心发育的时期，营养合理将为其一生的体力和智力发育打下良好的基础，并对于某些成年或老年疾病的发生具有预防作用。

1. 0~6 个月　纯母乳喂养；产后尽早开奶，初乳营养最后。尽早抱婴儿到户外活动或适当补充维生素 D，给新生儿和 1~6 个月的婴儿及时补充维生素 K，不能用纯母乳喂养时，宜首选婴儿配方食物喂养；定期检测生长发育状况。

2. 6~12个月 奶类优先，继续母乳喂养；及时合理添加辅食；尝试多种多样的食物，膳食少糖、无盐、不加调料品，逐渐让婴儿自己进食，培养良好的进食行为；定期监测生长发育状况；注意饮食卫生。

3. 1~3岁 继续给予母乳喂养或其他乳制品，逐步过渡到食物多样；选择营养丰富、易消化的食物；采用适宜的烹调方式、单独加工制作膳食；定期监测正在发育状况；确保饮食卫生，严格餐具消毒。

4. 学龄前 食物多样，谷类为主；多吃新鲜蔬菜和水果，经常吃适当的鱼、禽、蛋、瘦肉；每天饮奶，常吃大豆及其制品；膳食清淡少盐，少喝含糖高的饮料；食量与体力活动要平衡，保证正常体重增长；不挑食、不偏食，培养良好饮食习惯；吃清洁卫生、未变质食物。

（三）儿童青少年营养

儿童青少年时期应合理食用各类食物，以达到平衡膳食。养成良好的膳食习惯，吃好早餐，保证一日三餐的热量分配合理，不挑食、不偏食、不吃或少吃零食。重视户外活动，参加适量的体育运动。

*（四）老年人营养

老年人合理营养有助于延缓衰老进程，促进健康和预防慢性退行性疾病，提高生命质量。

第六节 合理营养指导

*（一）合理营养、合理膳食的概念

1. 合理营养 是指通过膳食及其加工烹调，向机体提供足够数量的能量和各种营养素，并保持各种营养素之间的数量平衡。

2. 合理膳食 是指由多种食物合理搭配并能全面达到营养需求的膳食，即膳食中各种营养素种类齐全、数量充足、比例适当。

*（二）平衡膳食的基本要求

合理的食物调配，科学的加工烹调，良好的膳食制度，食物对人体无毒无害、保证安全。

*（三）中国居民膳食指南和膳食宝塔

1. 中国居民膳食指南　①食物多样，谷类为主；②多吃蔬菜、水果和薯类；③常吃奶类、豆类或制品；④经常吃适量鱼、禽、蛋、瘦肉，少吃肥肉和动物性油脂；⑤食量与体力活动要平衡，保持适宜体重；⑥吃清淡少盐的膳食；⑦如饮酒应限量；⑧吃清洁卫生、不变质的食物。

2. 膳食宝塔　平衡膳食宝塔是根据中国居民膳食指南的核心内容，结合中国居民膳食的实际情况设计的理想膳食模式，并以直观的宝塔形式表示，膳食宝塔共分5层，包含每天应摄入的主要食物种类及其数量。其中谷类300~500g、水果类100~200g、蔬菜类400~500g、蛋类25~50g、鱼虾类50g、畜禽肉类50~100g、豆类及豆制品50g、奶类及奶制品100g、油脂类25g。

*（四）营养失衡

1. 营养缺乏　是指身体由于各种原因而导致的营养素摄入缺乏，从而不足以维持身体正常生理功能的需要。

2. 营养过剩　是指饮食的食物量多于身体各种活动的需求。多余的营养成分（主要是热能物质）则会转化成脂肪，导致肥胖。

*（五）营养状况评价

1. 定义　营养状况评价是全面了解个体或群体营养状况的基本方法，目的是了解不同生理状况、不同生活环境、不同劳动条件下各种人群营养状况和存在的问题，为有计划地改善和提高人民膳食质量提供科学依据。

2. 方法　包括膳食调查、体格检查及实验室检查。

（1）膳食调查：包括称重法、记账法、询问法和化学分析法。

（2）体格检查：根据症状和体征检查营养不足和缺乏症，是一种营养失调的临床检查。

（3）实验室检查：是借助生化、生理实验手段，发现人体临床营养不足症、营养储备水平低下或过多营养状况，以便较早掌握营养失调征兆和变化动态，及时采取必要的预防措施。

第七节 疾病的营养治疗

（一）高脂血症的营养治疗

1. 注意热能平衡 限制热能，增加运动，促进体脂分解，使能量消耗，血脂下降，达到理想体重。

2. 限制富含高胆固醇膳食 每天膳食胆固醇供给量一般在 300mg 以下。

3. 限制高脂肪膳食 每天脂肪摄入量应控制在总热能的 25% 以内，20～30g。膳食要坚持以不饱和脂肪酸为主，不饱和脂肪酸和饱和脂肪酸的比值应大于 1.5。

（二）高血压的营养治疗

1. 限制总能量 控制体重在标准体重范围内，肥胖者应节食减肥，体重每增加 12.5kg，收缩压可上升 10mmHg，说明体重增加，对高血压治疗大为不利。

2. 适量蛋白质 应限制动物蛋白，选用高生物价的优质蛋白，按每日 1g/kg 补给，动物蛋白选用鱼、禽肉、鸡蛋、牛奶等。

3. 限制脂类 减少脂肪，限制胆固醇。

4. 多进食粗粮 进食富含糖类和膳食纤维的粗粮，可促进肠蠕动，加速胆固醇排出，对防治高血压有利。

5. 矿物质和微量元素 ①限制食盐，适当补钾；②补钙补镁。

6. 限制饮酒 应提倡少饮酒或戒酒。

（三）糖尿病的营养治疗

1. 总热能 合理控制总热能是糖尿病营养治疗的首要原则。

2. 糖类 摄入量不宜太高，过高可使血糖升高而增加胰岛负担，太低容易引起脂肪分解，易导致酮症酸中毒。

3. 蛋白质　糖尿病病人由于体内糖原异生作用旺盛，蛋白质消耗量相对增大，故应充分补给，以占总能量的 15%～20% 为宜。

4. 脂肪　宜用不饱和脂肪酸，限制饱和脂肪酸的摄入，胆固醇的摄入量在 300mg 以下。

5. 无机盐及微量元素　锌、铬对胰岛素生物合成及体内能量代谢起着重要作用。

6. 维生素　与糖尿病关系密切，尤其是参与三大营养素代谢的维生素，此外维生素 C 和维生素 A 均应在膳食中适当增加。

7. 膳食纤维　有降低空腹血糖和餐后血糖以及改善葡萄糖耐量的作用，可减慢胃排空，改变肠转运时间。

第八节　食品污染与腐败变质

*（一）食品污染

1. 定义　在食品生产、加工、储存、运输、销售到食用的过程中，对人体健康有害的生物性、化学性和物理性物质进入食品的现象。食用受污染的食品可对人体的健康造成不同程度的直接或间接的危害，包括食品失去食用价值，急性感染或中毒，慢性危害，致畸、致癌和致突变作用。

2. 食品污染的种类和来源

（1）生物性污染：主要指病原体的污染。包括细菌病毒、真菌及其毒素，寄生虫及其虫卵和昆虫对食物的污染和生物战剂污染等。

（2）化学性污染：主要是食品受到各种有害的无机或有机化合物，或者人工合成物质的污染。

（3）物理性污染：主要来自食品生产、存储、运输等过程中的污染杂物，食品掺杂、掺假，放射性物质的开采、冶炼、生产以及在生活中的应用与排放，核爆炸、核废物的污染。

*（二）常见食品的污染物及危害

1. 生物性污染物及其危害

（1）食品细菌：食品中常见的细菌称为食品细菌，包括致病菌、条件致病菌和非致病菌。致病菌直接引起人体疾病，可因动物生前感染或通过带菌者粪便、病灶分泌物、苍蝇、生活用具、水、工作人员的手等污染食品，任何食品中不得检出致病菌；条件致病菌通常不治病，只是在一定特殊条件下才有致病力；非致病菌一般不会引起疾病，但与食品的腐败变质关系密切。

（2）黄曲霉毒素：是黄曲霉、寄生曲霉及模式曲霉的代谢产物。黄曲霉毒素耐热，在280℃时才发生裂解；在中性和酸性环境中稳定，在 pH 9~10 的强碱性环境中能迅速分解成香豆素钠盐，可溶于水而被洗脱掉。主要污染的粮食作物为花生、花生油和玉米。黄曲霉毒素有很强的急性毒性，其毒性为氰化钾的 10 倍；长期小剂量摄入黄曲霉毒素可造成肝脏慢性损害，引起肝炎、肝硬化和肝坏死等，对动物有强烈的致癌性，可诱发多种动物发生癌症。

（3）镰刀菌毒素：是镰刀菌属中多种真菌所产生的代谢产物，常污染粮食。镰刀菌毒素可引起人畜发生急性、亚急性或慢性中毒，其致癌、致畸、致突变的潜在危害越来越受到关注。

2. 农药　是指用于预防和消灭或者控制危害农业与林业的病、虫、草和其他有害生物，以及有目的地调节植物、昆虫生长的化学合成或者来源于生物、其他天然物质的一种物质或者几种物质的混合物及其制剂。使用农药后，在农产品、食品及动物饲料中出现的农药及其代谢产物、降解物或衍生物统称为农药残留。食品中残留的农药母体、衍生物、代谢物、降解物都能对人体产生危害。

3. N-亚硝基化合物　对动物具有较强致癌作用，流行病学研究表明人类某些肿瘤可能与亚硝基化合物有关。其前体物亚硝酸盐、硝酸盐和胺类广泛存在于环境和食品中，在一定条件下，可转发合成 N-亚硝基化合物。N-亚硝基化合物含量较多的食品有熏鱼、腌制鱼、腊肉、火腿、腌酸菜、啤酒及不新鲜的蔬菜等。

4. 多环芳烃类化合物（PHA）　是指两个或两个以上苯环稠和在一起的一系列烃类化合物及其衍生物。食品中 PHA 主要来自以下几个方面：①高温烹调加工时，食品成分发生热解或热聚合反应直接生成；②用煤炭和植物燃料烘烤或熏制食品是直接污染；③土壤、水和大气中的苯并芘直接或间接污染植物性食品、水产品；④食品加工、储存中被机油、沥青和包装材料等污染；⑤植物和微生物合成微量苯并芘对等动物具有致癌性、致突变性及生殖系统毒害性。人群流行病学研究资料显示，食品中苯并芘含量与胃癌的发生相关。

5. 二噁英类化合物　无色无味，熔点较高，脂溶性强，易在生物体内蓄积；化学性质非常稳定，不易分解或在环境中降解，其半衰期平均为9年。

（1）食品中的污染来源：环境污染、食品包装材料的污染、意外事故的污染。二噁英主要污染动物性食品。

（2）危害：二噁英属极强毒性毒物，可使动物发生废物综合征，表现为体重明显降低，伴有肌肉和脂肪组织急剧减少；使多种动物及人类接触者的肝脏受损；使实验动物的胸腺萎缩，对体液免疫与细胞免疫有抑制作用；具有明显的抗雌激素和抗雄激素作用及生殖毒性；对动物有极强的致癌性，可使暴露人群患各种癌症危险性增加。

6. 有毒金属　某些金属通过食物进入人体，可干扰人体正常生理功能，危害人体健康，常称为有毒金属。

（1）食品中的污染来源：农作物对金属元素的生物富集，环境污染及食品生产、加工、储藏、运输过程中的污染。

（2）毒作用特点：强蓄积性；通过食物链的生物富集作用可在生物体及人体内达到很高浓度；对人体的危害以慢性中毒和远期效应为主。

7. 吊白块　又称雕白粉，化学名称为甲醛次硫酸氢钠。吊白块在食品加工过程中可分解产生甲醛。长期食用吊白块漂白过的食品，可对机体的某些酶系统有损害，造成肺、肝、肾等的损害；同时也会影响中枢神经系统，甚至有致癌、致畸、致突变作用。

8. 物理性污染物

（1）杂物污染：食品产、储、运、销的污染物；食品的掺假、掺杂。

（2）放射性污染：天然放射性核素及放射性核素的人为污染，通过水、空气、土壤、食物链转移到食品中。摄入放射性物质污染的食品后，可产生内照射效应，主要表现为免疫系统、生殖系统的损伤和致癌、致畸、致突变作用。

*（三）人畜共患传染病

1. 人畜共患传染病及其防制

（1）炭疽：是由炭疽杆菌引起的动物源性烈性传染病。主要传染草食动物及猪和犬，人因接触病畜及其产品或食用病畜的肉、奶而被感染，炭疽芽孢可以经呼吸道吸入而感染。

临床表现：潜伏期一般为1~5天，也有短至12小时或长至数周者。临床上主要表现为局部皮肤坏死及特异的黑痂，或表现为肺部、肠道及脑膜的急性感染，有时伴有炭疽杆菌性败血症。分为皮肤炭疽、肺炭疽、肠炭疽和炭疽败血症等临床类型。

预防措施：管理传染病，切断传播途径，保护易感者。

（2）鼻疽：是由鼻疽杆菌引起的牲畜烈性传染病，人也可感染。

临床表现：急性期表现为弛张热，伴有恶寒、多汗、头痛、全身疼痛、乏力和食欲减退，感染部位形成炎性硬结、化脓、形成溃疡，可发生菌血症和脓毒血症；慢性期有低热、全身不适、头痛和关节痛等。

预防措施：加强饲养管理，严格兽医检疫制度；病畜尸体予以烧毁或深埋；病人严格隔离条件下进行治疗，痊愈后方能出院；加强个人防护，避免感染。

（3）口蹄疫：是由口蹄疫病毒引起的偶蹄动物的一种急性、接触性传染病。

临床表现：潜伏期1周左右，突然发病，体温39℃以上，头痛、精神不振、呕吐等，2~3天后，唇、齿、舌、咽部及手指尖、指甲根部、手掌、足趾、鼻翼和面部等出现水疱，水疱破裂后形成薄痂，逐渐愈合，不留瘢痕。病程不超过1周，预后良好。

预防措施：隔离病畜，迅速报告疫情；做好个人卫生和防护。

（4）牛海绵状脑病：又称疯牛病，是牛的一种慢性、进行性、致死性中枢神经系统疾病，在人和牛身上的表现形式分别为新型克-雅病和绵羊瘙痒病，由朊病毒引起。

临床表现：潜伏期长，从感染到发病平均28年。一旦发病，病情发展极快，患者的思维、视觉、语言和行动能力急剧下降，肌肉抽搐、变硬并出现痉挛，平衡能力完全丧失，0.5~1年内死亡，病死率100%。

预防措施：增强防范意识，发现疫情后及时上报，妥善处理；避免食用动物脑和脊髓，避免食物链被污染，保证肉品质量；严格入境检疫，禁止疫区的动物及其加工产品入境，对来自疫区的交通工具进行严格的消毒处理；建立全球监测系统。

2. 人畜共患寄生虫病及其防制

（1）猪囊尾蚴病：又称猪囊虫病，有囊虫的猪肉为"米猪肉"或称"痘猪肉"。猪囊尾蚴病的病原为猪带绦虫（有钩绦虫），其幼虫在猪的肌肉组织内形成囊尾蚴。

临床表现：由于囊虫寄生的部位不同，产生的症状也不相同。

预防措施：对患者及时驱虫治疗，并应加强粪便管理，控制人畜互相感染；加强肉品的检验和管理；肉类食前充分加热，烹调时防止交叉污染；生吃瓜果蔬菜要清洗消毒，以防误食虫卵。

（2）广州管圆线虫病：

临床表现：潜伏期为 3~36 天，平均 16 天，少数患者在进食螺肉数小时即有腹痛、恶心。多数患者急性起病，头痛是突出症状，间歇频繁发作，可伴痛性感觉障碍。

预防措施：不吃生或半生的中间宿主（螺类），不吃生菜，不喝生水；防止在加工螺类的过程中受感染。

（3）旋毛虫病：

临床表现：潜伏期一般为 5~15 天；有头晕、头痛、腹痛、腹泻、发热等症状；肌肉酸痛，以腓肠肌为甚；眼睑和下肢水肿；重者出现呼吸、咀嚼及语言障碍，皮肤触痛较重，甚至出现昏迷、抽搐症状。

预防措施：加强对易感动物肉品的旋毛虫检验，严禁销售未检疫或检疫不合格的肉类；广泛开展宣传教育，改变生吃猪肉、狗肉及其他野生动物的饮食习惯，烹调时煮熟炒透，炊具、食具、容器生熟分开；改变养猪方法，提倡圈养和喂饲熟料，以预防猪的感染。

（四）食品腐败

1. 腐败变质的原因和条件　微生物作用、食物本身的组成和性质、环境因素等。

2. 食品腐败变质的化学过程与鉴定指标

（1）食品中蛋白质的分解：肉、鱼、禽、蛋等含蛋白质较多的食品，主要是以蛋白质的分解为其腐败变质的特征。

（2）食品中脂肪酸败：富含油脂食物的腐败主要以脂肪酸败为特征。

（3）糖类的分解：富含糖类的食品主要有粮食、蔬菜、水果和糖类及其制品。

第九节　食源性疾病与食物中毒

*(一) 食品安全的定义

食品供给能够保证人类的生存和健康。

*(二) 食源性疾病

1. 定义　食源性疾病是指通过摄食进入人体内的各种致病因子引起的、通常具有感染性或中毒性的一类疾病。

2. 范围　食源性疾病包括最常见的食物中毒、食源性肠道传染病、食源性寄生虫病、食源性变态反应性疾病、暴饮暴食引起的急性胃肠炎、酒精中毒,以及由食物中有毒有害污染物引起的中毒性疾病。

*(三) 食物中毒

1. 概念　食物中毒是指食用了被生物性、化学性有毒有害物质污染的食品或者食用了含有毒有害物质的食品后所出现的急性、亚急性食源性疾患。

2. 食物中毒的特征　①发病呈爆发性;②临床表现性;③发病与食物有关;④人与人之间无传染性。

3. 食物中毒的分类　①细菌性食物中毒;②有毒动植物食物中毒;③真菌及其毒素食物中毒;④化学性食物中毒。

*(四) 常见细菌性食物中毒

1. 沙门菌属食物中毒　沙门菌为有鞭毛的革兰阴性杆菌,不耐热,不分解,不分解蛋白质,污染食品后无感官性状的变化。

(1) 流行特点:全年均可发生,以夏秋季节多见;中毒食品主要为畜肉类及其制品,其次为家禽、鱼虾、蛋奶类;主要由于加工和储存食品的用具(容器)生熟不分、交叉污染以及食用时加热不充分、未烧熟煮透所致。

(2) 临床特点:潜伏期为数小时至3天,一般为12~36小时。主要症状为呕吐、腹痛、腹泻,大便为黄绿色水样便,有时带黏液和脓血,多数病人体温高达 38~40℃，临床上分为胃肠炎型、类霍乱型、类伤寒型、类感冒型和败血症型，以胃肠炎型最为多见。

（3）预防措施：加强监督，严格检疫制度，防止被沙门菌感染或污染的畜禽肉流入市场；加强卫生管理，防止肉类食品特别是熟肉制品被污染。低温贮藏食品，生熟食品分开保存，并尽可能缩短储存时间。彻底加热杀灭沙门菌，熟肉制品食用前应再次加热。

2. 副溶血性弧菌食物中毒　副溶血性弧菌是一种嗜盐菌，革兰染色阴性，不耐热，对酸敏感。

（1）流行特点：多发生在 6~9 月份高温季节；中毒食品主要为鱼、虾、蟹、贝类等海产品，亦可由受海产品污染的畜禽肉、凉拌菜等所引起，以含盐量不高的腌制品多见；由于烹调时未烧熟、煮透，或污染的熟食品未再彻底加热所致。

（2）临床特点：潜伏期为 2~40 小时。主要症状有恶心、呕吐、上腹部阵发性绞痛，继而出现腹泻，大便呈水样或洗肉水样，后可转为脓血黏液便。病程 3~4 天。

（3）预防措施：加工过程中生熟用具要分开，防止污染；低温下储藏海产品及各种熟食制品，以控制病原体繁殖；鱼、虾、蟹、贝类等海产品应煮透（100℃，30 分钟），凉拌海蜇等应清洗干净后在 100℃沸水中漂烫数分钟或在食醋中浸泡 10 分钟，以杀灭病原菌。

3. 变形杆菌食物中毒　变形杆菌为革兰阴性杆菌，属于腐败菌，不耐热。

（1）流行特点：全年均可发生，大多数发生在 5~10 月份；中毒食品主要为动物性食品，特别是熟肉以及内脏的熟制品，食用前未加热或加热不彻底。

（2）临床特点：潜伏期一般为 12~16 小时。主要表现为恶心、呕吐，发冷、发热，头晕、头痛、乏力，脐周阵发性剧烈疼痛，水样便伴有黏液、恶臭。

（3）预防措施：加强食品卫生管理，主意饮食卫生。

4. 金黄色葡萄球菌食物中毒　金黄色葡萄球菌为革兰染色阳性兼性厌氧菌，适合在 31~37℃、pH 7.4、水分较多、蛋白质及淀粉丰富的环境中繁殖并产生肠毒素，肠毒素耐热。

（1）流行特点：全年皆可发生，但多见于夏秋季节；中毒食品主要为奶类及其制品、肉制品、剩米饭、糯米饭等；由于被葡萄球菌污染的食品在较高温度下保存时间过长，产生足以引起食物中毒的葡萄球菌肠毒素所致。

（2）临床特点：潜伏期 1~6 小时，一般 2~4 小时。主要症状为恶心，剧烈而频繁的呕吐，上腹部疼痛，腹泻呈水样便。体温正常或稍高。病程 1~2 天。

（3）预防措施：防止带菌者对食品的污染；患乳腺炎奶牛挤出的奶不能饮用。食物应低温储藏或放置在阴凉通风的地方，放置时间不应超过 6 小时，以防止肠毒素的生成。

5. 肉毒梭菌食物中毒　肉毒梭菌为革兰阳性厌氧芽孢杆菌，无氧环境下 18~30℃ 能生长并产生肉毒毒素；肉毒毒素是一种强烈的神经毒，是已知毒性最强的化学物质，不耐热。

（1）流行特点：主要发生在 4~5 月份；我国主要是由家庭自制的发酵食品引起，其次是罐头食品、腊肉、鱼制品、酱菜等；被肉毒毒素污染的食品食用前未彻底加热所致。

（2）临床特点：潜伏期为 6 小时至数天，一般为 12~48 小时。早期全身疲倦无力、头晕、头痛、食欲不振；典型症状为视力模糊、眼睑下垂、复视，咀嚼与吞咽困难，并伴有声音嘶哑、语言障碍、颈肌无力、头下垂等。由于呼吸肌麻痹，可出现呼吸困难或呼吸衰竭。病死率较高，多死于发病后 10 天内。

（3）预防措施：加强卫生宣教，不食可疑食品；家庭自制发酵食品时，应将原料彻底清洗、蒸煮；加工后的食品在低温环境储存；罐头食品要符合卫生要求，注意保质期；食用前可对可疑食品彻底加热，100℃ 10~20 分钟可破坏各型肉毒毒素。

*（五）真菌毒素和霉变食物中毒

1. 赤霉病麦中毒
2. 霉变甘蔗中毒

*（六）有毒动植物食物中毒

1. 河豚中毒
2. 毒蕈中毒

*（七）化学性食物中毒

1. 亚硝酸盐中毒
（1）中毒原因：误将亚硝酸盐当食盐加入食品；食品加工中过量加入或

超范围使用亚硝酸盐；大量食用腌制不充分的蔬菜或储存过久的 不新鲜蔬菜；若井水中硝酸盐较多，用此水煮饭并存放过久时，亚硝酸盐含量增加。

（2）中毒机制：亚硝酸盐为强氧化剂，可使血中亚铁血红蛋白氧化成高铁血红蛋白，从而失去携氧功能，引起组织缺氧，出现发绀。亚硝酸盐对平滑肌尤其是小血小板平滑肌有松弛作用，可致血管扩张、血压下降。

（3）临床特点：潜伏期一般 1~3 小时。主要症状为口唇、指甲以及全身皮肤中毒者可因呼吸困难、缺氧窒息或呼吸麻痹、循环衰竭而死亡。

（4）防治措施：迅速催吐、洗胃、导泻，促使未吸收毒物的排出；1% 亚甲蓝，小剂量口服或缓慢静脉注射，亚甲蓝、维生素 C 和葡萄糖合用效果更佳。严格管理亚硝酸盐，防止其污染食品或误食误用；保持蔬菜新鲜，勿食存放过久的变质蔬菜以及腌制不充分的蔬菜；肉制品及肉类罐头的亚硝酸盐使用量、残留量，应严格执行国家标准；加强水质监测，不饮用硝酸盐和亚硝酸盐含量高的井水。

2. 砷化物中毒

（八）食物中毒调查与处理

1. 食物中毒的诊断　主要以流行病学调查资料及病人的潜伏期和中毒的特有表现为依据，实验室诊断有助于确定病因。由食品卫生医师以上（含食品卫生医师）专业人员对食物中毒患者作出诊断。

2. 食物中毒处理原则

（1）及时报告当地卫生行政部门。

（2）对病人采取紧急处理；停止食用可疑中毒食品；采取病人血液、尿液、吐泻物等标本，以备送检；急救处理包括催吐、洗胃和清肠，对症治疗与特殊治疗。

（3）对中毒食品控制处理；保护现场，封存中毒食品或可疑中毒食品；采取剩余可疑中毒食品，以备送检；追回已售出的中毒食品或可疑中毒食品；对中毒食品进行无害化处理或销毁。

（4）根据不同的中毒食品，对中毒场所采取相应的消毒处理。

3. 食物中毒现场调查处理程序　①初步调查；②现场调查；③样品采集与检验；④采取控制措施；⑤总结评价责任追究。

模拟试题测试，提升应试能力

一、名词解释

1. 营养

2. 营养素

3. 营养素需要量

4. 能量消耗

5. 蛋白质-热能营养不良

6. 肥胖症

7. 营养性缺铁性贫血

8. 合理营养

9. 营养失调性疾病

10. 营养过程

11. 合理膳食

12. 膳食纤维

13. 必需氨基酸

14. 必需氨基酸比值（氨基酸模式）

15. 限制氨基酸

16. 蛋白质互补作用

17. 食物中毒

18. 食品安全

19. 食源性疾病

20. 食品污染

二、填空题

1. 食品被微生物或化学物质污染，对人体的_____造成危害，其中最常见的是可以引起_____。

2. 我国人民营养问题既有_____又有_____，而_____是当前主要问题。

3. 蛋白质的生理功能有_____、_____和_____。

4. 原发性营养不良主要是由于_____、_____和_____等原因造成的。

5. 继发性营养不良常见原因有_____、_____、_____等。

6. 因为缺乏可以导致先天性畸形的营养素有_____、_____、_____等。

7. 膳食调查有_____、_____、_____、_____等。

8. 我国多次营养调查结果显示，营养不良性疾病有_____、_____、_____、_____、_____、_____等。

9. 原发性营养不原因有_____、_____、_____等。

10. 常见的营养失调性疾病有_____、_____、_____等。

11. 原发性蛋白质—热能营养不良常见原因有：_____、_____、_____、_____等，成年人可见于_____妇女长期食物供给不足者。

12. 蛋白质-热能营养不良临床上可分为_____、_____、_____3种临床型。

13. 蛋白质-热能营养不良患儿的表现有_____、_____、_____等。

14. 蛋白质-热能营养不良患儿体检时可发现有_____、_____、_____、_____、_____等体征。

15. 引起食物中毒常见的沙门菌有_____、_____、_____等。

16. 食物中毒不包括_____和_____引起的胃肠炎型食源性疾病。

17. 食物中毒可分为两大类即_____和_____，后者又可分为_____、_____。

18. 细菌性食物中毒的预防原则，应抓好两方面重点预防即_____和_____，同时抓好三个环节即_____、_____、_____。

19. 食品加工、储存、销售过程中应遵守_____、_____、_____和_____等卫生制度。

20. 典型维生素 A 缺乏的眼部表现是_____病与_____症。

21. 由于长时间维生素 A 摄入不足，体内_____合成减少，而导致夜盲症。夜盲症的早期表现为_____。

22. 干眼病的表现有角膜的_____变，泪腺_____，角膜的_____，严重时可以由于_____而失明。

23. 维生素 A 缺乏主要表现有_____、_____、_____、_____等。

24. 我国人民维生素 C 的主要食物来源是_____和_____。

25. 维生素 B_1 的主要食物来源是_____类食物。

26. 长期发烧病人、_____疾病、_____疾病以及_____病人易出现维生素 B_1 缺乏症。

27. 核黄素主要来源于_____性食品。

28. 维生素 B_2 缺乏主要临床表现为_____、_____、_____、_____、_____。

29. 我国营养性缺铁性贫血诊断标准之一为男子血红蛋白低于_____g/dl，女子低于_____g/dl 即可诊断。

30. 营养性缺铁性贫血早期诊断指标有_____、_____、_____等。

31. 急性锌缺乏症其表现有_____、_____、_____及_____等。

32. 尼克酸缺乏表现之舌炎，其舌呈_____色或_____色、舌裂，此外还表现有_____部和_____部对称性色素沉着。

33. 维生素 B_6 缺乏表现有_____部有皮脂溢出、舌炎、末梢神经炎，并伴有_____。

34. 叶酸缺乏表现有_____、_____等。

35. 引起肥胖的原因有_____、_____等造成的营养过剩，此外肥胖也与_____、_____、_____和精神因素等有关。

36. 肥胖症易合并_____、_____、_____、_____、_____等疾病。

37. 世界性微量元素缺乏主要有_____、_____、_____等。

38. 预防营养性疾病主要抓好_____、_____、_____。

39. WHO 推荐的能反映现在和既往人群营养状况的指标有_____、_____、_____、_____、_____以及营养方式、营养缺乏病新病例数、婴儿死亡率等。

40. 膳食调查可以了解人群膳食_____和人群营养素_____之间的关系。

41. 营养调查可以制订_____、为设计_____，改善营养状况提供科学依据。

42. 膳食调查是调查每人每日平均从膳食中摄取的_____和_____

是否能满足机体需要。

三、选择题

1. 哪种不属于营养失调性疾病 (　　　)

A. 高胆固醇血症　　　　B. 动脉粥样硬化　　　　C. 糖尿病

D. 高甘油三酯血症　　　E. 肥胖病

2. 哪项不是继发性营养不良原因 (　　　)

A. 消化不良　　　　　　B. 慢性肠炎　　　　　　C. 吃精制食品过多

D. 肺结核病　　　　　　E. 恶性肿瘤

3. 诊断成年男子营养性缺铁性贫血的标准血红蛋白应低于 (　　　)

A. 110g/L　　　　　　　B. 120g/L　　　　　　　C. 113g/L

D. 100g/L　　　　　　　E. 90g/L

4. 哪项不是维生素 A 缺乏表现 (　　　)

A. 皮肤上皮细胞角化过度　　　B. 毛囊角化过度

C. 干眼病　　　　　　　　　　D. 暗适应时间延长

E. 皮肤粗糙

5. 我国人民维生素 B_1 的最主要来源是 (　　　)

A. 蔬菜　　　　　　　　B. 水果

C. 肉类　　　　　　　　D. 粮谷

6. 人与灵长类不能合成维生素 C 是由于缺乏 (　　　)

A. L-古乐糖酸氧化酶　　　　B. L-古乐糖酸还原酶

C. δ-氨基乙酰丙酸脱水酶　　　D. 乳酸脱氢酶

E. δ-氨基乙酰丙酸氧化酶

7. 哪种食物含 β-胡萝卜素最多 (　　　)

A. 白菜　　　　　　　　B. 白萝卜　　　　　　　C. 洋白菜

D. 油菜　　　　　　　　E. 黄瓜

8. 维生素 C 相对最多的是 (　　　)

A. 黄瓜　　　　　　　　B. 西红柿　　　　　　　C. 辣椒

D. 西葫芦　　　　　　　E. 胡萝卜

9. 哪项不是维生素 C 缺乏表现 (　　　)

A. 皮肤出血点　　　　　B. 鼻衄　　　　　　　　C. 月经量过多

D. 皮肤角化过度　　　　E. 牙龈肿胀牙齿松动

10. 我国人民维生素 B_1 的最主要来源是 （　　　）

A. 蔬菜 　　　　　　　　B. 水果 　　　　　　　　C. 肉类

D. 粮谷 　　　　　　　　E. 蛋类

11. 中国人维生素 A 最主要来源是 （　　　）

A. 鸡蛋 　　　　　　　　B. 羊肉 　　　　　　　　C. 猪肉

D. 水果 　　　　　　　　E. 蔬菜

12. 中国人维生素 C 最主要来源是 （　　　）

A. 蔬菜 　　　　　　　　B. 水果 　　　　　　　　C. 猪肉

D. 粮谷 　　　　　　　　E. 牛奶

13. 维生素 A 缺乏典型疾病称 （　　　）

A. 脚气病 　　　　　　　B. 坏血病 　　　　　　　C. 败血症

D. 干眼病 　　　　　　　E. 癞皮病

14. 哪种病对维生素 B_1 需求增加不明显 （　　　）

A. 肺结核 　　　　　　　B. 恶性肿瘤 　　　　　　C. 烧伤病人

D. 甲状腺功能亢进 　　　E. 甲状腺功能低下

15. 反映成年男子营养性缺铁性贫血的标准 （　　　）

A. 血红蛋白 　　　　　　B. 血清铁蛋白 　　　　　C. 运铁蛋白饱和度

D. 红细胞游离原卟啉 　　E. 红细胞压积

16. 中国人核黄素主要食物来源是 （　　　）

A. 粮谷类 　　　　　　　B. 动物性食品 　　　　　C. 奶类与奶制品

D. 薯类 　　　　　　　　E. 瓜果类

17. 哪项不属于核黄素缺乏典型表现 （　　　）

A. 湿疹样皮炎 　　　　　B. 阴囊炎 　　　　　　　C. 末梢神经炎

D. 舌炎 　　　　　　　　E. 口角炎

18. 下列哪种病不是我国当前主要营养缺乏病 （　　　）

A. 营养性缺铁性贫血 　　B. 脚气病 　　　　　　　C. 地方性甲状腺肿

D. 佝偻病 　　　　　　　E. 锌缺乏病

19. 哪项表现不是维生素 B_1 缺乏临床特征 （　　　）

A. 血尿 　　　　　　　　B. 心动过速 　　　　　　C. 心功能不全

D. 心前区疼痛 　　　　　E. 末梢神经炎

20. 急性锌缺乏主要表现是 （　　　）

A. 神经系统　　　　　　　B. 选血系统　　　　　　C. 泌尿系统

D. 皮肤黏膜　　　　　　　E. 消化系统

21. 尼克酸缺乏舌面呈（　　　）

A. 猩红色　　　　　　　　B. 暗黑色　　　　　　　C. 杨梅色

D. 紫红色　　　　　　　　E. 白色

22. 哪项不是锌缺乏临床表现（　　　）

A. 味觉减退　　　　　　　B. 性幼稚症　　　　　　C. 毛发无华

D. 视物模糊　　　　　　　E. 指甲白斑

23. 肠源性肢体皮炎属于（　　　）

A. 尼克酸缺乏表现　　　　B. 遗传性疾病　　　　　C. 化脓性皮肤疾病

D. 地方性疾病　　　　　　E. 缺碘性疾病

24. 慢性锌缺乏主要表现是（　　　）

A. 生长发育停滞　　　　　B. 贫血　　　　　　　　C. 末梢神经炎

D. 皮肤糜烂　　　　　　　E. 出血倾向

25. 治疗困难的肥胖症是从（　　　）

A. 婴幼开始的肥胖　　　　B. 儿童期开始的肥胖

C. 青春期开始的肥胖　　　D. 妊娠期开始的肥胖

E. 更年期开始的肥胖

26. 人体脂肪在哪一时期是增加高峰期（　　　）

A. 儿童期　　　　　　　　B. 更年期　　　　　　　C. 青春期

D. 妊娠期　　　　　　　　E. 哺乳期

27. 体重在标准体重的 120% ~ 129% 属于（　　　）

A. 正常体重　　　　　　　B. 中度肥胖　　　　　　C. 轻度肥胖

D. 重度肥胖　　　　　　　E. 严重肥胖

28. 判定成年女子肥胖，其体脂须超过体重的（　　　）

A. 20% ~ 25%　　　　　　B. 25% ~ 30%　　　　　C. 15 ~ 20%

D. 30% ~ 35%　　　　　　E. 40% ~ 45%

29. 判定成年男子肥胖，其体脂须超过体重的（　　　）

A. 15%　　　　　　　　　B. 0　　　　　　　　　C. 25%

D. 30%　　　　　　　　　E. 35%

30. 肥胖病者一般不表现有（　　　）

A. 月经失调   B. 卵巢功能不全   C. 多汁症

D. 多毛症   E. 瘙痒症

31. 肥胖病不常见的并发症是（   ）

A. 冠心病   B. 高脂血症   C. 糖尿病

D. 肝硬化   E. 高血压

32. 体重在标准体重的 130%~140% 为（   ）

A. 正常体重   B. 轻度肥胖   C. 严重肥胖

D. 中度肥胖   E. 重度肥胖

33. 维生素 A 中毒不表现有（   ）

A. 剧烈头痛   B. 剧烈呕吐   C. 多尿腹泻

D. 视物模糊   E. 皮炎皮疹

34. 膳食调查必须获取的两项最基本资料之一是（   ）

A. 调查期外出人数   B. 调查期内新来就餐人数

C. 调查期内新病人数   D. 调查期内新分配来人数

E. 调查期内食用所消耗食物的人数

35. 哪项不是反映人群既往营养状况（   ）

A. 年龄别体重   B. 不同身高的体重   C. 入学年龄体重

D. 死亡前体重   E. 营养缺乏病新病例数

36. 营养调查结果不能提示（   ）

A. 营养缺乏或过多情况   B. 被调查人群健康水平

C. 发现潜在肿瘤病人   D. 了解被调查者营养水平

E. 了解营养供给量能否达到标准水平

37. 维生素 D 中毒一般不表现（   ）

A. 食欲不振   B. 恶心呕吐   C. 多尿腹泻

D. 软组织转移钙化   E. 肝脾肿大

38. 哪一种不是惯用膳食调查方法（   ）

A. 查账法   B. 询问法   C. 估计法

D. 称量法   E. 化学分析法

39. 哪项不是肉毒梭状芽胞杆菌中毒表现（   ）

A. 眼睑下垂，瞳孔散大   B. 头痛头晕，走路蹒跚

C. 预后不良，有后遗症   D. 意识不清，体温升高

E. 潜伏期长可达十几天

40. 沙门菌食物中毒最多见临床型是 （　　）

A. 类感冒型　　　　　B. 类霍乱型　　　　　C. 类伤寒型

D. 急性胃肠炎型　　　E. 类败血症型

41. 下列哪项不是沙门菌属特点 （　　）

A. 革兰阴性杆菌　　　　　B. 18~37℃可大量繁殖

C. 在乳制品中能存活数月　D. 一般较耐热

E. 在咸肉中可存活 2 个月

42. 副溶血性弧菌特点有 （　　）

A. 革兰阴性短杆菌　　　　B. 18~22℃最适宜生长

C. 适宜生长 pH 8.2~9.2　D. 含盐 6%~8%最宜生长

E. 对热、酸均不敏感

43. 哪项不是副溶血性弧菌肠黏膜病变 （　　）

A. 炎症　　　　　B. 重度糜烂溃疡　　　　C. 充血

D. 水肿　　　　　E. 肠蠕动加快

44. 哪项不是副溶血性弧菌食物中毒表现 （　　）

A. 潜伏期 14~20h　　B. 有明显的里急生重、脓血便

C. 上腹部阵发性绞痛　D. 畏寒发烧

E. 重症脱水休克

45. 毒蕈中毒哪种病型死亡率最高 （　　）

A. 溶血型　　　　B. 原浆毒型　　　　C. 神经型

D. 精神型　　　　E. 胃肠炎型

46. 下列哪项不是食物中毒特点 （　　）

A. 有共同饮食史

B. 症状相似

C. 停止食用"有毒食物"后发病，有滞后期

D. 人与人无直接传染

E. 发病呈暴发性

47. 河豚有毒成分最主要存在鱼体的 （　　）

A. 肝脏与卵巢　　　B. 肝脏与睾丸　　　C. 卵巢与肌肉

D. 肝脏与鱼皮　　　E. 卵巢与睾丸

48. 哪项不是河豚中毒临床表现 （　　）

A. 瘫痪　　　　　　　　B. 语言不清　　　　　　　C. 体温、血压下降

D. 四肢麻木　　　　　　E. 广泛皮下出血

49. 哪项不是河豚鱼体特点 （　　）

A. 小头大肚子　　　　　　B. 皮光无鳞

C. 多具有花纹　　　　　　D. 鱼肉味鲜美，鱼肉多数有毒

E. 毒素主要存在肝与卵巢

50. 原浆毒型毒蕈中毒由于存在哪一临床期而易延误治疗预后严重 （　　）

A. 潜伏期　　　　　　　　B. 胃肠炎期　　　　　　　C. 假愈期

D. 肝脏损害期　　　　　　E. 恢复期

51. 潜伏期最长的食物中毒是 （　　）

A. 肉毒梭状芽胞杆菌食物中毒　　B. 毒蕈食物中毒

C. 苦杏仁食物中毒　　　　　　　D. 霉变甘蔗食物中毒

E. 副溶血性弧菌食物中毒

52. 最常见的食物中毒是 （　　）

A. 葡萄球菌食物中毒　　　B. 副溶血性弧菌食物中毒

C. 苦杏仁食物中毒　　　　D. 亚硝酸盐食物中毒

E. 沙门菌食物中毒

53. 我国规定粮食中黄曲霉毒素含量不得超过 （　　）

A. $0.7\mu g/kg$　　　　　　B. $0.7mg/kg$　　　　　　C. $0.85\mu g/kg$

D. $0.85mg/kg$　　　　　E. $0.9mg/kg$

54. 毒蕈毒素作用于中枢神经其主要表现为 （　　）

A. 呼吸加快　　　　　　　B. 瞳孔缩小　　　　　　　C. 血压升高

D. 心率加快　　　　　　　E. 幻视、幻听

55. 病死率最高的食物中毒是 （　　）

A. 葡萄球菌食物中毒　　　B. 沙门菌食物中毒

C. 毒蕈食物中毒　　　　　D. 肉毒梭状芽胞杆菌食物中毒

E. 苦杏仁食物中毒

56. 砷化物在体内与含哪种基因的酶类结合 （　　）

A. 羟基　　　　　　　　　B. 碳氢基　　　　　　　　C. 硫氢基

D. 羧基　　　　　　　　　E. 氨基

57. 哪项不是慢性砷化物中毒表现 （　　）

A. 多发性神经炎　　　　B. 皮肤角化过度　　　　C. 皮肤色素沉着

D. 四肢麻木感觉异常　　E. 肝大黄疸溶血

58. 我国规定酱油、醋中含砷不得超过 （　　）

A. 0.5mg/L　　　　　　B. 0.5μg/L　　　　　　C. 0.7mg/L

D. 0.7μg/L　　　　　　E. 0.8mg/L

59. 哪项不是葡萄球菌食物中毒表现 （　　）

A. 中等度发烧　　　　　B. 潜伏期较长　　　　　C. 反复剧烈呕吐

D. 腹疼腹泻轻或没有　　E. 严重时可脱水酸中毒

60. 急救砷化物中毒洗胃后应首先给 （　　）

A. 硫酸亚铁　　　　　　B. 氧化镁　　　　　　　C. 硫代硫酸钠

D. 氢氧化铁　　　　　　E. 氧化铁

61. 砷化物中毒特效解毒剂是 （　　）

A. 氢氧化铝　　　　　　B. 二巯基丙醇　　　　　C. 美蓝

D. 硫代硫酸钠　　　　　E. 硫酸亚铁

62. 哪项不是慢性砷中毒表现 （　　）

A. 皮肤角化过度　　　　B. 皮肤糜烂　　　　　　C. 皮肤血管扩张

D. 四肢麻木　　　　　　E. 多发性神经炎

63. 哪项不属于急性砷中毒临床表现 （　　）

A. 潜伏期短　　　　　　B. 剧烈呕吐　　　　　　C. 心慌气短

D. 末梢乃至全身青紫　　E. 心律不齐昏迷休克

64. 哪项不是沙门菌特点 （　　）

A. 革兰阴性杆菌　　　　B. 含盐 19%~24%，咸肉中存活 75 天

C. 不耐热　　　　　　　D. 乳制品中存活数月

E. 18~37℃适宜繁殖

65. 苦杏仁含有毒成分是 （　　）

A. 氢氰酸　　　　　　　B. 氰化钾　　　　　　　C. 氰化钠

D. 氰甙　　　　　　　　E. 硫氰酸盐

66. 食物中毒特点不包括 （　　）

A. 潜伏期短　　　　　　　B. 有共同食物史

C. 同种食物中毒症状各异　D. 人与人之间不传染

E. 停止食用"有毒食物"发病即停止

67. 急救亚硝酸盐食物中毒特效药是（　　　）

A. 二巯基丙醇　　　　　　B. 小剂量美蓝（1~2mg/kg 体重）

C. 二巯丁二钠　　　　　　D. 大剂量美蓝（10mg/kg 体重）

E. 硫代硫酸钠

68. 沙门菌食物中毒少见的有毒食物（　　　）

A. 肉类食品　　　　　　B. 蛋类食品　　　　　　C. 奶类食品

D. 鱼虾类食品　　　　　E. 米饭粮谷类食品

69. 哪项不是胃肠炎型沙门菌食物中毒表现（　　　）

A. 潜伏期很短　　　　　　B. 恶心呕吐腹痛腹泻

C. 高烧 38~40℃　　　　　D. 重症有寒战惊厥昏迷

E. 一般预后良好

70. 沙门菌食物中毒临床型下列哪项错误（　　　）

A. 急性胃肠炎型　　　　B. 类霍乱型　　　　　　C. 类菌血症状

D. 类伤寒型　　　　　　E. 类感冒型

71. 哪项不是肉毒梭状芽胞杆菌食物中毒表现（　　　）

A. 潜伏期长　　　　　　B. 眼睑下垂瞳孔散大

C. 走路不稳视力模糊　　D. 语言不清吞咽困难

E. 神志不清体温升高

72. 哪项不是副溶血性弧菌的特点（　　　）

A. 革兰阴性短杆菌　　　　B. 适宜生长温度 30~37℃

C. 含盐 3%~4% 生长良好　D. 适宜生长 pH 6.2~7.0

E. 对热对酸均敏感

73. 哪项不是副溶血性弧菌食物中毒表现特点（　　　）

A. 潜伏期 14~20 小时　　B. 上腹部阵发性绞痛

C. 腹泻、便血，多见脓血便　D. 里急后重明显

E. 部分病人有畏寒发烧

74. 哪项不葡萄球菌食物中毒表现特点（　　　）

A. 潜伏期短　　　　　　B. 以剧烈呕吐为主　　　C. 流涎

D. 一般不发烧　　　　　E. 病程较长

75. 哪些不是肉毒梭状芽胞杆菌菌体特点（　　　）

A. 革兰阴性厌氧杆菌　　　B. 适宜生长温度 5~10℃

C. 能产生不耐热肉毒毒素　　D. 芽胞具强耐热性

E. 有芽胞荚膜

76. 哪种不是我国肉毒梭状芽胞杆菌食物中毒常见有毒食物（　　）

A. 臭豆腐　　　　　B. 豆豉　　　　　　C. 酱肉

D. 豆面酱　　　　　E. 酱菜

77. 哪种食物引起致病性大肠埃希菌食物中毒很少见（　　）

A. 酱猪头肉　　　　B. 炸鱼　　　　　　C. 白切鸡

D. 酱肘子　　　　　E. 包子

78. 哪项不是肝脏损害型毒蕈中毒表现（　　）

A. 潜伏期长　　　　B. 临床可分五期

C. 病程较短恢复较快　　D. 病死率高

E. 尚无特效治疗方法

79. 河豚毒素的重要特点是（　　）

A. 剧毒嗜神经毒物　　　B. 对胃肠有剧烈毒作用

C. 对热不稳定　　　　　D. 可引起精神症状

E. 可引起广泛出血

80. 哪项不是河豚中毒表现（　　）

A. 唇、指尖、舌刺痛麻木　　B. 肢体瘫痪

C. 语言不清呼吸困难　　　　D. 体温升高剧吐

E. 血压下降呼吸困难

81. 哪个不是毒蕈的毒性成分（　　）

A. 毒蕈碱　　　　　B. 毒蕈毒素　　　　C. 毒蕈溶血素

D. 毒蕈水解素　　　E. 鹿花蕈素

82. 哪项不是胃肠炎型毒蕈中毒表现（　　）

A. 恶心呕吐　　　　B. 剧烈腹痛　　　　C. 一般不发烧

D. 腹泻　　　　　　E. 谵妄

83. 哪项不是毒蕈作用于植物神经系统的表现出的症状（　　）

A. 瞳孔改变　　　　B. 腹痛腹泻　　　　C. 心率缓慢

D. 出汗、面色苍白　　E. 流涎

84. 哪项不是河豚鱼体特点（　　）

A. 鱼体呈椭圆形　　　　　　B. 大肚子头小

C. 鳞的花纹不同品种各异　　D. 肌肉一般无毒

E. 头略方形

85. 哪项不亚硝酸盐食物中毒之表现（　　　）

A. 口唇指甲青紫　　　B. 心慌气短　　　　C. 高烧剧烈头痛

D. 心律不齐　　　　　E. 重症昏迷休克呼吸衰竭

86. 潜伏期最短的食物中毒是（　　　）

A. 肉毒梭状芽胞杆菌食物中毒　B. 沙门菌食物中毒

C. 苦杏仁食物中毒　　　　　　D. 副溶血性弧菌食物中毒

E. 葡萄球菌食物中毒

87. 砷化物中毒没有哪种表现（　　　）

A. 咽喉部烧灼感　　　B. 剧烈恶心呕吐　　　C. 腹痛腹泻

D. 谵妄幻觉　　　　　E. 潜伏期短

88. 哪项不是慢性砷中毒表现（　　　）

A. 多发性神经炎　　　B. 皮肤糜烂　　　　　C. 皮肤色素沉着

D. 表皮角化过度　　　E. 精神异常

89. 哪个食物中毒潜伏期最长（　　　）

A. 沙门菌食物中毒　　B. 葡萄球菌食物中毒

C. 原浆毒型毒蕈中毒　D. 苦杏仁中毒

E. 副溶血性弧菌食物中毒

90. 哪个不是急救苦杏仁中毒的药物（　　　）

A. 亚硝酸钠　　　　　B. 硫代硫酸钠　　　　C. 美蓝

D. 二巯丁二钠　　　　E. 亚硝酸异戊酯

91. 哪项不是苦杏仁中毒表现（　　　）

A. 潜伏期1~5小时　　B. 恶心、呕吐、腹痛、腹泻

C. 青紫　　　　　　　D. 呼吸困难

E. 多发性神经炎

四、简答题

1. 何谓营养失调？常见营养失调性疾病有哪些？

2. 阐述营养不良性疾病。

3. 何谓营养有关疾病？

4. 缺乏营养学知识的常见表现有哪些？

5. 原发性蛋白质-热能营养不良的原因有哪些？

6. 蛋白质-热能营养不良的临床分型和各型的主要临床表现。

7. 阐述维生素 A 缺乏主要表现。

8. 中国居民膳食指南的内容是什么？

9. 阐述维生素 B_1 缺乏的主要原因。

10. 阐述维生素 B_1 缺乏主要表现。

11. 维生素 C 的主要食物来源有哪些？

12. 试述维生素 B_2 缺乏主要表现。

13. 营养性缺铁性贫血发病较高的人群有哪些？

14. 试述营养性缺铁性贫血的主要临床表现。

15. 钙缺乏的危害有哪些？

16. 试述锌缺乏的原因。

17. 简述营养性锌缺乏主要临床表现。

18. 简述尼克酸缺乏主要临床表现。

19. 阐述孕期的膳食指南。

20. 什么叫肥胖症？

21. 正常人体体脂有哪两次明显增多高峰期？

22. 试述用体重来判定肥胖的方法与标准。

23. 试述男、女肥胖在身体上的沉积部位。

24. 试述肥胖症的主要表现。

25. 试述肥胖症的常见合并症。

26. 阐述乳母的膳食指南。

27. 母乳喂养的优点是什么？

28. 学龄儿童的膳食指南有哪些？

29. 试述青少年的膳食指南。

30. 试述普及营养学知识的重点内容。

31. 营养咨询工作的主要内容有哪些？

32. WHO 推荐评定人群现在和既往营养状况的指标有哪些？

33. 中国居民平衡膳食宝塔的内容是什么？

34. 膳食调查方法有几种？试述其优缺点及适用范围。

35. 高血压、动脉粥样硬化的营养防治要点有哪些？

36. 糖尿病营养治疗的目标和原则有哪些？

37. 膳食结构与肿瘤发生的关系是什么？

38. 试述痛风的营养防治原则。

39. 试述骨质疏松的营养防治。

40. 简述食物中毒调查内容。

五、案例分析题

1. 玉米是肯尼亚人的主食，当地人日常喜欢吃一种用粗玉米粉制成的粥状食物。2003 年肯尼亚东部地区玉米欠收，人们为了防止因粮食短缺而引起的偷盗，都把玉米储存在温暖潮湿的家中。2004 年 1~6 月份，该地居民 317人因肝脏衰竭而就医，其临床主要表现为眼睛发黄、呕吐、水肿、虚弱、昏迷等，最终导致 125 人死亡。卫生人员检验后排除了病毒性肝脏疾病的可能。

请回答下列问题：

（1）肯尼亚发生的这个事件可能原因与依据是什么？

（2）可采取的预防措施有哪些？

2. 某年夏季，某工地 20 余名工人晚餐吃炒米饭后 1~3 小时，有 10 多人出现恶心、上腹痛、剧烈呕吐、腹泻等，不发热。

请回答下列问题：

（1）首先考虑的诊断和处理是什么？

（2）如何预防类似事件的发生？

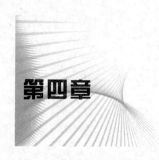

第四章

生产环境与健康

学习内容提炼，涵盖重点考点

第一节　职业性有害因素与职业病

*（一）职业卫生的概念

职业卫生是指人类从事各种职业劳动过程中的卫生问题，它以职工的健康在职业活动过程中免受有害因素侵害为目的，其中包括劳动环境对劳动者健康的影响以及防止职业性危害的对策。

*（二）职业有害因素的定义、分类

在生产过程、劳动过程和生产环境中存在的直接危害劳动者健康和劳动能力的因素称为职业性有害因素。职业性有害因素按其性质分为四大类：物理学有害因素、化学性有害因素、生物性有害因素和不良因素和不良生理、心理因素。

1. 物理性有害因素　生产环境中的物理性有害因素主要有异常气象条件、异常气压、噪声和振动、非电离辐射、电离辐射。

2. 化学性有害因素　生产性毒物、生产性粉尘。

3. 生物性有害因素　生物性有害因素是指在生产环境中，对职业人群健康产生危害的致病微生物、寄生虫与某些动植物、昆虫等及它们产生的生物活性物质。

4. 不良生理、心理因素

*（三）物理性有害因素及其对健康的危害

1. 高温作业与中暑　高温作业是指作业场所存在有高温或强热辐射，或高温与高湿相结合的异常气象条件。高温作业分为：高温、强热辐射作业（干热环境）；高温、高湿作业（湿热环境）；夏季露天作业。中暑是指在高温环境下机体因热平衡或水盐代谢紊乱所致以神经系统或心血管系统障碍为主要表现的急性疾病。根据发病机制，中暑分为：热射病、热痉挛和热衰竭。按照我国《职业性中暑诊断标准》（GBZ41-2002），将中暑分为轻症中暑和重症中暑。轻症中暑患者应立即脱离高温现场，到阴凉通风处休息，给予清凉含盐饮料，并进行对症处理；重症中暑必须紧急抢救，主要是纠正水、电解质紊乱，防止休克和脑水肿及肺水肿。防暑降温措施包括技术措施、保健措施和个人防护措施。

2. 生产性噪声　是指在生产过程中产生的，声音频率和强度无规律，听起来是人感到厌烦的声音。按其来源咳分为机械性噪声、流动动力性噪声和电磁性噪声；根据噪声的作用特点可以分为连续性噪声和脉冲性噪声；按照频率大小又可分为低频、中频和高频噪声。长期接触强烈的噪声，对人体可造成听觉器官的损害，同时对神经系统、心血管系统及全身其他器官的功能也有不同程度的损害。严重的听力损害引起的噪声性耳聋，是我国法定职业病之一。噪声损害的防制措施主要包括：制定与执行在身卫生标准进行噪声治理和加强卫生保健措施及发现职业禁忌证。

3. 非电离辐射　是指量子能量<12eV、不足以引起生物体电离的电磁辐射。包括射频辐射、红外线、紫外线、激光和可见光等。

*（四）化学性有害因素及其对健康的危害

1. 生产性毒物　生产过程中产生的，存在于生产环境中的毒物称为生产性毒物。生产性毒物常分为金属性毒物和类金属性毒物有机溶剂、刺激性气体与窒息性气体、农药、高分子化合物等。劳动者在生产劳动过程中，由于接触生产性毒物而引起的中毒称为职业中毒。

2. 生产性粉尘　是指在生产过程中形成的，能较长时间飘浮在空气中的固体颗粒。因其空气动力学直径（AED）大小不同，分为可吸入性粉尘和呼吸性粉尘。生产性粉尘按其性质还可分为无机粉尘、有机粉尘和混合性粉尘。粉尘对健康的损害主要是引起呼吸系统疾病、局部作用和全身中毒作用。

*（五）生物性有害因素及其对健康的危害

生物性有害因素如附着于皮毛上的炭疽杆菌、医务工作者可能接触到的病原微生物或致病生物因素。

*（六）不良生理、心理有害因素及其对健康的危害

（1）工作设备失配、劳动作息制度不合理、劳动时个别器官或系统过度紧张等。

（2）不良职业心理因素：一方面来源于职业因素，另一方面与从业者的主观认识和适应能力有关。

（3）职业紧张和身心疾病：由于工作或工作有关的社会心理因素刺激所引发的紧张称职业紧张。长期、持续或反复的职业紧张，可使从业者产生生理上的不良效应和行为改变，甚至诱发心身疾病。

*（七）职业卫生服务的概念、实施的原则及核心内容

1. 概念   职业卫生服务的概念是整个卫生服务体系的一部分，是以保护和促进劳动者的安全与健康为目的的全部活动。职业卫生服务是以健康为中心，是以职业人群和工作环境为对象的一种特殊形式的卫生服务，是 WHO "人人享有卫生保健" 全人类卫生服务目标在职业人群中的具体体现。

2. 职业卫生服务的内容   ①对企业的职业卫生状况进行评估；②职业人群健康监护；③健康危险度评价；④职业危害告知及指导合理选择个人防护用品；⑤指导和监督改进职业场所的安全卫生措施；⑥评估和评价因职业病或工伤造成的人力或经济的损失；⑦向有关部门提供职业卫生与安全所需经费预算；⑧负责职业病或工伤的诊断、治疗和康复服务；⑨建立职业场所突发公共卫生时间应急救援组织；⑩对从业者全面实施初级卫生保健。

*(八) 职业人群健康监护的概念、医学监护及职业环境监测

职业人群健康监护内容包括医学监护、职业环境监测和职业健康监护信息管理。

(九) 职业性损害的概念和分类

1. 概念 职业性危害因素在一定条件下对劳动者健康、劳动能力等造成的不同程度的损害称为职业性损害。

2. 分类 职业性损害包括职业病、工作有关疾病、工伤三大类。

*(十) 职业病的概念、工作有关疾病的概念

1. 概念 职业性有害因素作用于人体的强度与时间超过一定限度时，人体不能代偿其所造成的功能或器质性病理改变，从而出现相应的临床征象，影响劳动能力，这类疾病通称为职业病。

2. 工作有关疾病概念 由于生产环境及劳动过程中某些不良因素，造成职业人群常见发病率增高、潜伏的疾病发作或现患疾病的病情加重等，这类疾病统称为工作有关疾病。

*(十一) 职业病的特点

病因明确；所接触的病因大多是可以检测和识别的，病因与疾病之间具有明确的剂量-反应关系；在接触同一职业性有害因素的人群中有一定的发病率，很少只出现个别病例；大多数职业病如能早期诊断，及时处理，预后良好，可以预防。

*(十二) 职业病诊断、报告、处理及预防管理

1. 诊断 根据职业史，现场劳动卫生学调查，临床症状体征及各种检测结果进行综合分析作出诊断。

2. 报告 确诊为职业病的，应做好逐级上报工作。

3. 处理 职业病确诊后，所在单位应根据诊断组的意见，安排病人治疗

或疗养，医治或疗养后确认不宜继续从事原来工作，应在确诊之日起 2 个月内将其调离原工作岗位，另行安排工作。

4. 预防管理

（1）加强管理，改变生产工艺流程，治理不卫生环境。

（2）严格执行劳动卫生法规和卫生标准。

（3）加强培训和宣传教育，普及劳动卫生和职业病防治的基本常识。

（4）坚持就业前与定期体检制度，做好劳动力鉴定。

（5）个人防护与个人卫生。

（6）加强锻炼，增强体质，提高机体抵抗力。

第二节　生产性毒物与职业中毒

（一）毒物的概念

毒物是指在一定条件下，接触较小剂量时可造成生物体功能性或器质性损害的化学物。

（二）影响毒物对机体作用的因素

影响毒物对机体作用的因素包括毒物本身的特性、剂量、浓度、作用时间、毒物的联合作用、生产环境与劳动强度、个体的感受性。

（三）职业中毒的诊断

职业中毒的诊断需提供职业史、劳动卫生学现场调查、症状与体征、实验室检查。

（四）职业中毒的急救和治疗原则

1. 现场急救　立即将患者搬离中毒环境，尽快将其移至上风向或空气新鲜的场所。

2. 阻止毒物继续吸收。

3. 解毒和排毒。

4. 对症治疗 保护体内重要器官的功能，接触病痛，促使患者早日康复。

（五）职业中毒的预防

1. 改革工艺流程根除毒物。
2. 降低毒物浓度 如技术革新、通风排毒等。
3. 个体防护。
4. 工艺、建筑布局 生产工序的布局不仅要满足生产上的需要，而且应符合卫生上的要求。
5. 安全卫生管理 做好管理部门和作业者知识的宣传教育工作。

第三节 常见职业中毒及防治

（一）铅中毒的毒理

在生产条件下，铅及其化合物主要以粉尘、烟火蒸汽形态经呼吸道进入人体，少量进消化道摄入。铅的吸收和毒性主要取决于铅尘分散速度和在组织中的溶解度。进入血液中的铅，约90%与红细胞结合，其余在血浆中。数周后有95%的铅以不溶性磷酸铅沉积于骨、牙齿等组织中。体内的铅主要随尿液排出，小部分随粪便、毛发、胆汁、乳汁、唾液排出。血铅可通过胎盘进入胎儿体内。铅中毒的机制尚不完全明确，卟啉代谢紊乱是铅中毒的重要和较早的变化之一。

1. 慢性铅中毒的临床表现 职业性铅中毒多为慢性中毒，急性中毒在生产中极为少见。慢性铅中毒主要表现为神经系统、血液系统和消化系统的症状。

2. 铅中毒的诊断及分级标准 根据我国现行的《职业性慢性铅中毒诊断标准》（GBZ37-2002），密切结合职业接触史、生产现场调查和临床表现及实验室检查结果，进行综合分析诊断。诊断结果分为铅吸收、轻度中毒、中度中毒和重度中毒4种类型。

3. 铅中毒的防治原则

（1）驱铅治疗首选药物：为金属络合剂依地酸二钠钙（$CaNa_2\text{-}EDTA$）及二巯丁二钠（Na-DMS）。

（2）患者处理原则：诊断为铅吸收者可继续原工作，3~6 个月复查一次；轻度中毒，驱铅治疗后可恢复工作，一般不必调离铅作业；中度中毒，治疗后原则上调离铅作业；重度中毒，必须调离铅作业，并根据病情给予积极治疗和休息。

（3）预防：控制接触水平；加强铅作业工人的健康教育和个人卫生防护；定期测定车间空气铅浓度，检修设备，按照规定对铅作业工人定期进行健康检查，建立健康监护档案；神经系统器质性疾病，明显的肝、肾疾病，明显贫血，心血管器质疾病为铅作业的职业禁忌证。

（二）汞中毒的毒理

金属汞主要以蒸气形式经呼吸道进入人体，并可迅速弥散，透过肺泡壁被吸收；由于汞具有脂溶性，可经完整皮肤吸收进入人体；金属汞很难经消化道吸收，但汞盐及有机汞可被消化道吸收。

1. 汞中毒的临床表现、诊断及分级标准　职业性汞中毒多为慢性中毒，急性中毒很少见，短期吸入高浓度汞蒸气可引起急性中毒，多见于意外事故，患者主要表现有咳嗽、呼吸困难、口腔炎和胃肠道症状及皮炎，继之可发生化学性肺炎、肺水肿等；口服汞盐可引起胃肠道症，并可引起肾脏和神经系统损害。慢性中毒主要表现为神经精神系统症状，典型症状为易兴奋症、震颤和口腔炎。按照我国现行的《职业性汞中毒诊断标准》（GBZ89-2007）进行诊断，可分为急性汞中毒、汞吸收、轻度中毒、中度中毒和重度中毒。

2. 汞中毒的防治原则

（1）驱汞治疗主要应用巯基络合剂，首选药物为二巯基丙磺酸钠和二巯丁二钠。急性汞中毒患者应立即脱离中毒现场，进行驱汞及对症治疗。口服汞盐者不应洗胃，需尽快灌服蛋清、牛奶或豆浆，保护被腐蚀的胃壁。

（2）汞吸收和轻度中毒者不必调离原工作岗位，中、重度中毒应调离原工作岗位。

（3）预防：改革生产工艺，减少汞接触；定期进行健康检查，建立健康监护档案，汞作业工人每年至少体检一次；加强汞作业工人的健康教育；严重的肝肾疾病、精神疾病、慢性胃肠疾病、严重口腔炎为汞作业的禁忌证。

（三）苯中毒的毒理

生产环境中主要以苯蒸气经呼吸道进入人体，皮肤仅能吸收少量；苯代谢物与体内的硫酸和葡萄糖醛酸结合随尿排出，尿酚的含量可反映近期苯的接触情况。

1. 苯中毒的临床表现、诊断及分级诊断标准　短时间内吸入大量高浓度的苯可发生急性苯中毒，主要表现为中枢神经系统麻痹作用，轻者出现黏膜刺激症状，伴有头痛、头晕、恶心呕吐等现象，出现醉酒状态，严重时发生昏迷、抽搐、血压下降、呼吸和循环衰竭、尿酚和血苯值升高。慢性苯中毒以造血系统损害为主要表现，最早、最常见的改变是白细胞数（主要是中性粒细胞）持续性减少。慢性重度中毒的病人可出现全血细胞减少，引起再生障碍性贫血，少数人可发生白血病。苯可引起各型白血病，但以急性髓性白血病多见，我国《职业性苯中毒诊断标准》GBZ682002）对慢性苯中毒分为观察对象、轻度苯中毒至中度苯中毒和重度苯中毒。

2. 苯中毒的防治原则

（1）急性中毒患者应立即移至空气新鲜处，脱去污染的衣服，用肥皂水清洗被污染的皮肤，注意保温和休息；可静脉注射大剂量维生素 C 和葡萄糖醛酸，忌用肾上腺素。

（2）慢性中毒治疗的关键是使用有助于骨髓造血功能恢复的药物，并对症状治疗，中毒一经确诊，即应调离苯作业岗位。

（3）预防：改革生产工艺，使作业人员不接触或少接触苯；加强个人防护；做好就业前及上岗后定期体检等健康监护工作；各种血液病、月经过多、低血象等为苯作业的禁忌证。

第四节　生产性粉尘与尘肺

（一）尘肺的概念、分类

1. 概念　尘肺是在生产过程中长期吸入粉尘发生的以肺组织纤维化为主的疾病。

2. 分类　按病因可将尘肺分为矽肺、硅酸盐肺、炭尘肺、混合性尘肺、金属尘肺。

（二）矽肺的概念、病因

1. 概念　矽肺是在生产过程中长期吸入游离二氧化硅含量较高的粉尘而引起的以肺组织纤维化为主的疾病。

2. 病因　粉尘中游离二氧化硅含量、类型、粉尘浓度与分散度以及防护措施等。个体因素在矽肺的发生和发展上也有一定的影响，呼吸道疾病特别是呼吸道结核病患者能加速矽肺的发生和加重病情。

（三）矽肺的病理改变

矽肺的病理改变有矽结节、弥漫性间质纤维化、矽性蛋白沉积和进行性大块纤维化，矽结节是矽肺的特征性病理改变，典型的矽结节由多层排列的胶原纤维构成，内含闭塞小血管或小支气管，断面似洋葱头状。

（四）矽肺的临床表现与诊断

1. 临床表现

（1）症状与体征：矽肺患者可在相当长时期内无明显自觉症状，但 X 线胸片上已呈现较典型的矽肺影像改变，随病情进展且有并发症出现时，可有胸闷气急、胸痛、咳嗽、咳痰等，胸闷，气急程度与病变范围有一定的相关关系。

（2）X 线胸片表现：X 线胸片上圆形、不规则形小阴影和大阴影与肺组织内粉尘聚积和纤维化的病变程度密切相关，现已公认可作为矽肺诊断的依据。

（3）并发症：最常见的并发症是肺结核，此外还有肺及支气管感染、自发性气胸、肺心病等。

2. 诊断　根据矽尘作业的职业史、作业场所粉尘浓度测定资料，以技术质量合格的高千伏 X 线后前位胸片表现为主要依据，具体诊断分期按照《尘肺病诊断标准》GBZ70-2002）执行。矽肺一经确诊，不论期别，都应及时调离矽尘作业岗位。

（五）矽肺的预防

矽肺预防的关键是贯彻执行国家有关防止矽尘危害的法令和条例，坚持综合防尘，把粉尘浓度降到国家卫生标准的接触限值以下。我国的八字综合防尘措施是：革、水、密、风、护、管、教、查。

模拟试题测试，提升应试能力

一、名词解释

1. 职业卫生

2. 职业有害因素

3. 职业卫生服务

4. 职业性损害

5. 职业病

6. 毒物

7. 尘肺

8. 矽肺

二、填空题

1. 我国规定的法定职业病名单包括_____类_____项_____种职业病。

2. 生产工艺过程中产生的有害因素包括_____、_____和_____因素。

3. 职业病的预防重点应放在第_____级。

4. 决定机体接受职业性有害物质剂量大小的主要因素是_____和每次_____或_____。

5. 职业病的原因_____，而且大多可以_____。

6. 职业病目前不少_____特效治疗方法，但如果发现早、及早治疗，其预后_____。

7. 职业病如果控制病因，发病_____。

8. 我国职业性肿瘤名单中有石棉所致的_____，苯所致的_____和联苯胺所致的_____。

9. 常见与工作有关疾病如矿工的_____和_____，教师的_____等。

10. 职业性有害因素是指在_____条件下，_____和_____中存在的可能危害人体健康的各种因素。

11. 职业病是指在_____及其他_____中，接触_____引起的疾病。

12. 职业性危害因素按其来源可分为_____、_____和_____三类。

13. 发生职业病必须具备作用条件有_____、_____、_____和_____。

14. 职业病诊断的依据有_____、_____和_____。

三、选择题

1. 具有致癌性的粉尘是（   ）

A. 矽尘   B. 煤矽尘   C. 水泥尘

D. 石棉尘   E. 云母尘

2. 在矿山防尘的综合性措施中最主要的是（   ）

A. 加强通风   B. 使用防尘口罩

C. 推广湿式作业 D. 定期检查空气中粉尘浓度

E. 密闭尘源

3. 尘肺的定义（   ）

A. 长期吸入生产性粉尘而引起的一种肺部疾病

B. 吸入粉尘而引起的一种肺部疾病

C. 吸入粉尘而引起的以肺部纤维化为主的一类肺部疾病

D. 长期吸入生产性粉尘而引起的以肺部纤维化为主的全身性疾病

E. 长期吸入生产性粉尘而使肺内有粉尘沉着引起的疾病

4. 尘肺病中发病率最高的对工人危害最大的是（   ）

A. 石棉肺   B. 矽肺   C. 煤工尘肺

D. 水泥尘肺   E. 煤矽肺

5. 防尘措施中最根本的是（   ）

A. 组织措施   B. 技术措施   C. 医疗保健措施

D. 个体防护措施 E. 三级防护措施

6. 生产性毒物在生产环境中常见的危害人体健康的存在形式是（   ）

A. 液体、气体、固体、粉尘、气溶胶

B. 气体、蒸汽、雾、烟、粉尘

C. 蒸汽、液体、雾烟粉尘

D. 气体、固体、蒸汽、雾、粉尘

E. 气体、固体、蒸汽、雾、烟尘

7. 最常见的急性毒性评价指标是（　　）

A. LD_{100}　　　　　B. LD_0　　　　　C. LD_{50}

D. MLD　　　　　E. LIMAC

8. 下列哪项指标可作为慢性铅中毒早期损害的指标（　　）

A. 尿铅　　　　　B. 血铅　　　　　C. 血常规

D. ZN-PP　　　　　E. 尿-ALA

9. 驱铅实验中有诊断意义的值为（　　）

A. 24 小时尿铅未检出　　　　　B. 24 小时尿铅<0.5mg

C. 24 小时尿铅>1.0mg　　　　　D. 24 小时尿铅>2.0mg

E. 24 小时尿铅>0.3mg

10. 反映体内铅负荷的实验指标有（　　）

A. 血铅　　　　　B. 尿-ALA　　　　　C. ZNPP

D. 尿 CP　　　　　E. 末梢血中点彩红细胞，网织红细胞记数

11. 下列哪项措施为预防职业性慢性铅中毒的二级预防措施（　　）

A. 控制溶铅温度　　B. 加强通风排毒　　C. 提高保健膳食

D. 定期健康检查　　E. 定期检测作业场所空气中铅尘浓度

12. 铅主要储存于（　　）

A. 肾　　　　　B. 肝　　　　　C. 骨

D. 血　　　　　E. 脑

13. 治疗铅中毒的首选药是（　　）

A. 二巯基丙磺酸钠　　B. 二巯丁二钠　　C. 二巯基丙醇

D. 依地酸二钠钙　　E. 巯乙胺

14. 慢性铅中毒可引起（　　）

A. 溶血性贫血　　B. 缺铁性贫血　　C. 低色素性贫血

D. 具有细胞性贫血　　E. 再生障碍性贫血

15. 能经无损皮肤进入机体的铅化合物是（　　）

A. 氧化亚铅　　　　　B. 烷基铅　　　　　　　C. 氧化铅

D. 四乙基铅　　　　　E. 醋酸铅

16. 慢性汞中毒的主要临床症状是（　　　）

A. 易兴奋症、汞毒性震颤、口腔炎

B. 易兴奋症、汞毒性皮炎、口腔炎

C. 易兴奋症、汞毒性肾病、口腔炎

D. 易兴奋症、腹绞痛、口腔汞线形成

E. 汞毒性肾病、汞毒性皮炎、口腔炎

17. 慢性汞中毒首选治疗药物为（　　　）

A. 依地酸二钠钙　　　B. 青霉胺　　　　　　　C. 二巯基丙醇

D. 二巯丁二钠　　　　E. 二乙三胺五乙酸三钠钙

18. 无机汞化合物的主要蓄积部位是（　　　）

A. 肝　　　　　　　　B. 小脑　　　　　　　　C. 骨骼

D. 肾脏　　　　　　　E. 中枢神经系统

19. 慢性汞中毒的典型临床症状是（　　　）

A. 神经衰弱综合征　　B. 锥体外系损害症状　　C. 中毒性精神病

D. 易兴奋症　　　　　E. 肌张力增高

20. 慢性苯中毒主要损害（　　　）

A. 消化系统　　　　　B. 造血系统　　　　　　C. 中枢神经系统

D. 循环系统　　　　　E. 泌尿系统

21. 慢性苯中毒的作用机制最主要是苯及其代谢产物（　　　）

A. 对骨髓的抑制作用　　　　B. 对中枢神经系统的麻醉作用

C. 抑制免疫系统　　　　　　D. 引起染色体畸变

E. 对皮肤的刺激作用

22. 二甲苯主要损害（　　　）

A. 造血系统　　　　　B. 中枢神经系统　　　　C. 消化系统

D. 呼吸系统　　　　　E. 泌尿系统

23. 可能引起中毒性白内障的毒物是（　　　）

A. 二甲苯　　　　　　B. 苯胺　　　　　　　　C. 硝基苯

D. 联苯胺　　　　　　E. 三硝基甲苯

24. 可能引起中毒性肝炎的毒物是（　　　）

A. 联苯胺　　　　　　B. 对本二胺　　　　　C. 三硝基甲苯

D. 甲苯　　　　　　　E. 苯胺

25. 目前公认有致癌作用的苯的胺基硝基化合物是（　　）

A. 苯胺　　　　　　　B. 硝基苯　　　　　　C. 对苯二胺

D. 三硝基甲苯　　　　E. 联苯胺

26. 预防职业性刺激性气体中毒的主要措施是（　　）

A. 定期健康检查，及早发现患者

B. 佩戴供养式防毒面罩

C. 加强安全教育，严格遵守操作规程

D. 用无毒物质取代有毒物质

E. 防止跑冒滴漏

27. 生产环境中常见的窒息性气体为（　　）

A. 一氧化碳、氢氧化物及氨气　　B. 硫化氢、氰化氢及氯气

C. 一氧化碳、硫化氢及氰化氢　　D. 氟化氢、氯气及氨气

E. 二氧化硫、光气及臭氧

28. 急性氰化物中毒的最主要机制是（　　）

A. 干扰氧气运输　　　　　　　　B. 妨碍氧气释放

C. 形成氢化高铁型血红蛋白　　　D. 抑制呼吸酶，使组织细胞不能利用氧

E. 气体交换发生障碍

29. CO 中毒的严重程度取决于（　　）

A. 血中碳氧血红蛋白含量　　B. 个体敏感性

C. 与其他毒物的联合作用　　D. 血中氧合血红蛋白含量

E. 呼吸道的通气功能

30. 生产性粉尘是指（　　）

A. 生产过程中形成的并能较长时间悬浮于生产环境空气中的固体颗粒

B. 存在于空气中的固体颗粒

C. 生产过程中形成的可较长时间悬浮于生产环境空气中的气溶胶

D. 生产过程中形成的粉尘状物质

E. 沉积于生产环境地面的固体微粒

31. 慢性汞中毒的三大特征性临床表现是（　　）

A. 口腔炎、发热皮疹　　　　　B. 易兴奋、震颤、口腔炎

C. 周围神经炎、腹痛、贫血   D. 口腔炎、腹痛、肾功能障碍

E. 贫血、易兴奋、皮疹

32. 在生产条件下，铅及其化合物主要以形式经呼吸道进入人体 （   ）

A. 烟或雾   B. 蒸气或粉尘   C. 蒸气或雾

D. 粉尘烟或蒸气   E. 粉尘、雾或蒸气

33. 关于广义职业病，下列论述错误的是 （   ）

A. 职业性有害因素作用于人体的强度和时间超过一定限度引起的疾病

B. 职业性有害因素引起人体不能代偿的功能和器质性损害出现的疾病

C. 职业性有害因素引起健康损害，并出现相应的临床征象，影响劳动能力

D. 政府规定，职业病享有劳动保障待遇

E. 职业性有害因素直接引起的疾病

34. 粉尘的分散度是指 （   ）

A. 粉尘的分布距离

B. 粉尘的分布均匀程度

C. 粉尘的分布范围

D. 粉尘粒径大小的数量或质量组成百分比

E. 粉尘的比表面积

35. 预防苯中毒的主要措施不包括 （   ）

A. 以无毒或低毒的物质代替苯

B. 改革生产工艺，使工人不接触或少接触

C. 通风排毒

D. 采取卫生保健措施

E. 提高职工素质

36. 影响矽肺发病的重要因素有很多，但不包括 （   ）

A. 游离二氧化硅类型   B. 游离二氧化硅含量

C. 粉尘浓度   D. 劳动者情绪

E. 接尘时间

37. 下列关于健康监护论述错误的是 （   ）

A. 通过健康监护评价劳动条件是否符合卫生标准要求

B. 通过各种健康检查和分析掌握职工健康状况

C. 是早期发现健康损害的重要手段

D. 就业前和定期健康检查是健康监护的基本内容之一

E. 目的在于及时发现健康损害，以便采取预防措施

38. 下列关于职业病的特点论述错误的是（　　）

A. 控制职业有害因素可消除和减少发病

B. 病因大多是可检测的

C. 长期接触职业有害因素即可发病

D. 接触同一有害因素的人群中很少只有单个病例出现

E. 早期诊断，及时治疗，预防较好

39. 可吸入性粉尘是指（　　）

A. AED<5pm　　　　B. AED<15pm　　　　C. AED<10mm

D. AED<5m　　　　E. AED<10m

40. 预防职业中毒的中心环节是（　　）

A. 通风排毒　　　　B. 降低空气中毒物浓度

C. 个人防护　　　　D. 安全生产管理

E. 生产卫生

41. 生产性粉尘是指（　　）

A. 生产中产生的固体微粒

B. 长时间飘浮在空气中的固体微粒

C. 较长时间呈游浮状态，存在于空气中的固体微粒

D. 能较长时间飘浮在生产环境空气中的固体微粒

E. 由固体粒子形成的气溶胶

42. 易引起白血病的生产性毒物是（　　）

A. 汞　　　　　　　B. 苯　　　　　　　C. 甲苯

D. 硝基苯　　　　　E. 苯胺

43. 生产性噪声按其产生的来源，可分为（　　）

A. 机械性噪声、流体动力性噪声和电磁性噪声

B. 稳态噪声、非稳态噪声、脉冲噪声

C. 交通噪声、生活噪声、工业噪声

D. 低频噪声、中频噪声、高频噪声

E. 持续性噪声、脉冲噪声、电磁性噪声

44. 预防有机磷农药中毒，最有效、最重要的措施是（　　）

A. 遵守安全操作规程　　B. 个人防护

C. 服用阿托品　　　　　D. 就业前健康检查

E. 早期发现中毒症状

45. 人耳能感觉到的声频范围是（　　　）

A. <20Hz　　　　　B. 20～200Hz　　　　C. >200Hz

D. 200～2000Hz　　E. >2000Hz

46. 中暑按发病机制分为（　　　）

A. 热射病、热痉挛和热衰竭　　B. 热射病、热辐射和热衰竭

C. 热适应、热射病和热衰竭　　D. 热适应、热痉挛和热衰竭

E. 热辐射、热痉挛和热衰竭

47. 在工农业生产中常见的化学性窒息性气体有（　　　）

A. CO、CO_2　　　　B. 甲烷、氮气　　　C. 水蒸气、氰化物

D. 硫化氢、甲烷　　E. 氰化物、硫物

48. 诊断慢性中度苯中毒的条件之一是（　　　）

A. 白细胞低于 40×10^9/L，血小板低于 60×10^9/L，有明显出血倾向

B. 白细胞计数波动在（40～45）$\times 10^9$/L

C. 血小板计数波动在（80～100）$\times 10^9$/L

D. 中性粒细胞胞浆中的中毒颗粒明显增多

E. 白细胞数低于 40×10^9/L，或粒细胞低于 20×10^9/L

49. 防尘工作八字方针，错误的是（　　　）

A. 革　　　　　B. 水　　　　　C. 密

D. 封　　　　　E. 护

50. 听觉适应是指短时间暴露在噪声环境中检查时听阈提高（　　　）

A. <5db　　　　　B. 5～10db　　　　C. 10～15db

D. 15～30db　　　E. >30db

四、简答题

1. 职业性危害因素按其来源可分为哪几类？

2. 生产工业过程中产生的有害因素包括哪些？

3. 发生职业病必须具备的作用条件有哪些？

4. 职业病的特点有哪些？

5. 我国法定职业病种类有哪些？

6. 职业病诊断的依据有哪些？

7. 职业病诊断的现场调查包括哪些内容？

8. 职业病的处理原则有哪些？

9. 职业病的预防原则有哪些？

五、案例分析题

1. 2007 年 1 月，某县建筑工程公司一民工佩戴隔离式防毒面具（软管式呼吸器），在公路旁含硫污水井内清掏淤泥，下井后第一桶还未掏满，他就站起来，随手摘掉防毒面具，随即晕倒。此时，在 50m 外干活的班长听到呼救声，立即赶到现场，戴上活性炭滤毒罐下井救人，也中毒倒下。后经奋力抢救，第一个民工终因中毒时间较长、中毒过重，抢救无效而死亡。请回答下列问题：

（1）你认为是何种中毒？如何做出最后判断？

（2）为何中毒发生如此迅速？

（3）试分析发生该事故的原因，应采取哪些防范措施？

2. 某单位 1991 年开始试生产，1993 年 5 月正式投产，生产过程接触粉尘工人 259 人。1998 年 8 月，该单位 21 名工人因患肺结核相继自行到当地卫生防疫站结核科就诊，查处 11 人疑似职业病。请回答下列问题：

（1）这 11 人最有可能患哪种职业病？

（2）明确诊断需要做哪些工作？

（3）为什么会有多例肺结核发生？

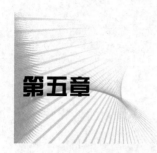

第五章

社会心理环境与健康

学习内容提炼，涵盖重点考点

第一节　社会环境与健康

（一）社会环境与健康概述

人类的社会环境包括一系列与社会生产力、生产关系有密切联系的因素，即以生产力发展水平为基础的经济状况、社会保障、人口、科学技术等，以及以生产关系为基础的政治、文化、社会关系、卫生保健等。

（二）社会经济状况与健康

社会经济状况与健康如收入差距、社会地位、受教育程度、经济对健康的负性作用。

（三）公共政策与健康

（四）文化与健康

文化与健康如风俗与健康、思想意识与健康、宗教与健康。

（五）社会关系与健康

社会关系与健康如社会支持、家庭与健康。

第二节　心理因素与健康

(一) 心身疾病的概念

心身疾病是研究人类和疾病斗争中一切心身相关的现象。

(二) 心身疾病的特点

(三) 应激与健康

(四) 情绪与健康

第三节　行为和生活方式与健康

*(一) 行为的概念

行为是个体对内在刺激和外部条件的响应或反应。

*(二) 行为与健康的关系及健康相关行为

1. 促进健康的行为　个体或群体表现出的、客观上有益于自身和他人健康的一组行为，可分为 5 类：基本健康行为、戒除不良嗜好行为、预警行为、避开环境危害行为、合理利用卫生服务行为。

2. 危害健康的行为　偏离个人和他人乃至社会的健康期望。客观上不利于健康的一组行为，可分为 4 类：不良生活方式与习惯、致病行为模式、不良疾病行为、违反社会法律、道德的危害健康行为。

模拟试题测试，提升应试能力

一、名词解释

1. 文化

2. 家庭

3. 健康相关行为

4. 促进健康的行为

5. 危害健康的行为

6. 日常健康行为

7. 不良生活方式

8. 心身疾病

二、填空题

1. 人类的社会环境包括一切与_____、_____有密切关系的因素。

2. 社会经济状况一般包括_____、_____、_____和_____等因素。

3. 风俗的特征包括_____、_____、_____和_____。

4. 人的行为由_____、_____、_____、_____、_____五个要素构成。

5. 健康相关行为可分为_____和_____两大类。

6. 促进健康行为的特点主要有_____、_____、_____、_____、_____。

7. 危害健康行为的主要特点有_____、_____、_____、_____、_____。

8. 不良生活方式对健康影响具有_____、_____、_____、_____、_____等特点。

9. 与疾病相联系的健康相关行为有_____、_____、_____。

三、选择题

1. 社会环境包括（   ）

A. 经济、文化、教育等

B. 家庭、社会保障

C. 公共政策、人口

D. 科学技术、家庭婚姻状况

E. 一切与生产力和生产关系相关的因素

2. 哪项不是家庭的功能（   ）

A. 情感   B. 教育   C. 赡养

D. 休息和娱乐　　　　E. 生育

3. 思想文化主要通过哪些方面进一步影响人们健康 （　　）

A. 生活环境劳动环境　　　　B. 科学技术水平

C. 生活方式、行为　　　　　D. 行为和精神生活

E. 生活环境和心理状态

4. 判断受教育程度对人群健康影响的两个重要方面 （　　）

A. 采取健康生活的能力及方式　　B. 消费结构和学历结构

C. 自我保健能力和学历结构　　　D. 正确的求医行为和消费结构

E. 消费结构和闲暇时间

5. 经济发展对健康的负面影响有 （　　）

A. 改善人们的物质生活　　　　B. 卫生保健服务水平的变化

C. 环境污染与破坏　　　　　　D. 卫生资源分布不均

E. 人口总体数字的下降

6. 下列哪项不属于社会因素 （　　）

A. 宗教信仰　　　　B. 思想意识　　　　C. 文化

D. 卫生保健　　　　E. 地势地貌

7. 下列不属于风俗的是 （　　）

A. 吸烟　　　　　　B. 衣着修饰　　　　C. 婚丧嫁娶方式

D. 饮食习惯　　　　E. 封建迷信

8. 家庭成员健康的影响在于 （　　）

A. 吸烟家庭　　　　B. 不良饮食习惯的家庭

C. 家庭成员互相关爱　D. 家庭成员的行为和生活方式

E. 以上均是

9. 促进健康的行为在属于二级预防的是 （　　）

A. 避开环境危害行为　B. 预警行为　　　　C. 求医行为

D. 遵医行为　　　　E. 戒除不良嗜好行为

10. 驾车时使用安全带，属于促进健康行为中的 （　　）

A. 基本健康行为　　　B. 日常健康行为　　C. 保健行为

D. 避开环境危害行为　E. 预警行为

11. 中老年人定期进行健康体检，属于促进健康行为中的 （　　）

A. 基本健康行为　　　　B. 预警行为　　　　　C. 避开环境危害行为

D. 保健行为　　　　　　E. 日常健康行为

12. 危害健康行为通常可分为哪四类（　　　）

A. 日常危害健康行为、致病性行为模式、预警行为、高危险行为

B. 不良生活方式、致病性行为模式、不良疾病行为、预警行为

C. 致病性行为模式、违规行为、预警行为、不良疾病行为

D. 不良生活方式、致病性行为模式、违规行为、不良疾病行为

E. 不良生活方式、致病性行为模式、不良疾病行为、避免有害环境行为

13. 健康相关行为是指（　　　）

A. 个体与健康有关的行为

B. 个体或群体与健康有关的行为

C. 个体与健康和疾病有关的行为

D. 个体或群体与健康和疾病有关的行为

E. 个体或群体与健康或疾病有关的行为

14. 促进健康的行为中属于三级预防的是（　　　）

A. 保健行为　　　　　B. 预警行为　　　　　C. 求医行为

D. 遵医行为　　　　　E. 戒除不良嗜好行为

15. 心身疾病是指（　　　）

A. 由社会心理因素导致的生理功能紊乱

B. 由社会心理因素导致的器质性病变

C. 由社会心理因素导致的生理功能紊乱和器质性病变

D. 由生理功能紊乱导致的器质性病变

E. 由生理功能紊乱导致的心理问题和器质性病变

16. 心身疾病的特征不包括下列哪项（　　　）

A. 患者的躯体可以出现器质性病变

B. 疾病的发生有明显的心理因素刺激

C. 患者可以出现生理功能紊乱

D. 疾病的发展与心理因素有关

E. 疾病的发生受患者身体因素的影响

17. 心身疾病的判断首先应该是（　　　）

A. 明确的社会心理因素的存在　　　B. 生理功能的紊乱

C. 明显的临床症状和体征　　　　　D. 一定的病理形态学改变

E. 器官的器质性病变

四、简答题

1. 简述社会经济与健康的关系。

2. 举例说明风俗主要通过哪些方面影响人们的健康。

3. 举例说明促进健康行为有哪几类？

4. 举例说明危害健康行为有哪几类？

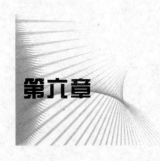

第六章

医学统计学概述

学习内容提炼，涵盖重点考点

第一节　医学统计学的意义与基本内容

（一）医学统计学的概念

医学统计学是运用概率论和数理统计的基本原理与方法，研究医学领域中资料的设计、收集、整理和分析的一门应用性科学。

（二）医学统计学的意义

（1）是科学研究的工作的重要组成部分。
（2）是对比分析资料必需的手段之一。
（3）是一门应用学科。

第二节　医学统计工作的基本步骤

任何统计工作和统计研究的全过程都可分为研究设计、收集资料、整理资料与分析资料四个步骤。任何一个步骤的缺失与失误都会影响统计分析的结果。

1. 研究设计　任何一项医学研究课题在实施前，应根据研究目的，制定一个周密而完整的研究计划，这个计划称为设计。

2. 收集资料 是按研究设计的要求，获取准确、完整的原始资料，是统计分析工作的基础。

3. 整理资料 是净化原始数据，使之系统化、条理化，以便作进一步的统计分析。

4. 分析资料 是按照设计的要求和资料的类型，对数据进行统计分析。统计分析包括统计描述和统计推断。

第三节 医学统计中常用的基本概念

*（一）基本概念

1. 同质与变异
同质：是指被研究指标的影响因素相同。
变异：同质基础上的个体差异在统计上称为变异。
2. 总体与样本
总体：是根据研究目的确定的同质观察单位某种变量值的集合。
样本：是从总体中随机抽取部分观察单位其变量值的集合。
3. 参数与统计量
参数：总体的统计指标称为参数。
统计量：样本的统计指标称为统计量。
4. 概率
概率：是描述某事件发生的可能性大小，用符号 P 来表示。不可能事件概率 $P=0$，必然事件的概率 $P=1$，随机事件的概率在 0 与 1 之间波动，
小概率事件：统计中将 $P \leq 0.05$ 或 $P \leq 0.01$ 事件称为小概率事件，表示该事件发生的可能性很小。
5. 误差
误差：是指实测值与真实值之差。按其产生的原因与性质可分为系统误差、随机测量误差和抽样误差。

*（二）统计资料的类型

医学统计资料根据其性质不同可分为数值变量资料、分类变量资料两大类。

1. **数值变量资料**　用定量方法测定观察单位某项统计指标数值的大小所得资料称为数值变量资料，亦称为定量资料或计量资料。其观察值是定量的，表现为数值大小，一般有度量衡单位。根据变量的取值之间有无"缝隙"可分为连续变量和离散变量。

2. **分类变量资料**　亦称计数资料或定性资料或无序分类变量资料，是指将观察单位按某种属性或类别分组，清点各组的观察单位数所得的资料。其观察值是定性的，表现为互不相容的类别或属性。

3. **等级资料**　亦称半定量资料或有序分类变量资料，是指将观察单位按某种属性的不同分成等级后分组，清点各组的观察单位数所得的资料。其观察值具有半定量性质，表现为等级大小或属性程度。

模拟试题测试，提升应试能力

一、名词解释

1. 总体
2. 样本
3. 变量、变量值与变异
4. 随机抽样
5. 抽样误差
6. 概率
7. 数值变量资料
8. 有序分类变量资料
9. 无序分类变量资料
10. 统计量
11. 参数
12. 统计描述
13. 统计推断

二、填空题

1. 统计工作的基本步骤有_____、_____、_____和_____。

2. 医学研究中，统计设计主要反映研究者对_____正确应用的程度，它主要与科研工作的_____有关。

3. 统计分析包括_____和_____两方面的内容。

4. 医学统计资料的来源主要有_____、_____、_____。

三、选择题

1. 下面的变量中，属于分类变量的是（　　）

A. 脉搏　　　　　　　B. 血型　　　　　　　C. 肺活量

D. 红细胞计数　　　　E. 体重

2. 下面的变量中，属于定量变量的是（　　）

A. 性别　　　　　　　B. 体重　　　　　　　C. 血型

D. 职业　　　　　　　E. 血压

3. 若要通过样本作统计推断，样本应是（　　）

A. 总体中典型的一部分

B. 总体中任意一部分

C. 总体中随机抽取的一部分

D. 总体中选取的有意义的一部分

E. 总体中信息明确的一部分

4. 统计量（　　）

A. 是统计总体数据得到的量

B. 反映总体统计特征的量

C. 是根据总体的全部数据计算出的统计指标

D. 是用参数估计出来的

E. 是由样本数据计算出的统计指标

5. 医学统计工作的基本步骤有（　　）

A. 研究设计、收集资料、整理资料和分析资料

B. 计量资料、计数资料、等级资料和统计推断

C. 研究设计、统计分析、统计描述、统计推断

D. 造反对象、计算均数、参数估计和假设检验

E. 整理分析、计算均数、标准误、标准差

6. 小概率事件是指（P 是随机事件发生的概率）（　　）

A. $P \leq 0.05$　　　　B. $P \leq 0.5$　　　　C. $P \leq 0.10$

D. $P \leq 0.20$　　　　E. 以上均不对

7. 在实际工作中，同质是指（　　）

A. 被研究指标的非实验影响因素均相同

B. 研究对象的测量指标无误差

C. 被研究指标的主要影响因素相同

D. 研究对象之间无个体差异

E. 以上均不对

8. 统计分析的主要内容有（　　　　）

A. 统计描述和假设检验　　　　　　　　B. 区间估计与假设检验

C. 统计图表与统计报告　　　　　　　　D. 统计描述和统计推断

E. 统计描述和统计图表

四、简答题

1. 某年级一班、二班各有男生 650 人，从两班各抽取 20 人测量身高，并求其平均身高。如果一班的平均身高大于二班，能否推论一班所有同学的平均身高大于二班？为什么？

2. 什么是总体和样本？

3. 什么是变量和变量值？试举例说明。

4. 什么叫小概率事件？

5. 等级资料是什么？它和其他类型资料有哪些不同，试举例说明。

6. 统计分析的对象是存在变异的数据，你同意吗？为什么？

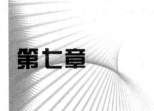

数值变量资料的统计描述

学习内容提炼，涵盖重点考点

第一节　数值变量资料的频数表

（一）频数表的编制

1. 找全距 I　即观察值中的最大值与最小值之差。

2. 定组距 $（i）$　组距为相邻两组段最小值之差，通常以全距的 $1/10$ 进行估计，即：组距 $=R/10$，为计算方便，可取靠近的整数作组距。

3. 划分组段　每一组的起始值为该组段的下限，终止值为该组段的上限。第一组段应包括最小值，其起始的数字可取等于或小于最小值的整数，最后一个组段要包括最大值。为避免组间界限不清，组段常用下限及短线"~"表示。

4. 划记　决定组段界限后，将原始数据采用划记法或计算机汇总，得到各组的频数。

（二）频数分布的两个特征

集中趋势是指一组数据向某一个位置聚集或集中的倾向；离散趋势是指一组数据的分散性或变异度。

（三）频数分布的类型

频数分布可分为对称分布和偏态分布。

对称分布是指集中位置在中间，两侧频数基本对称。

偏态分布是指集中位置偏向一侧，两侧不对称。若集中位置偏向数值小的一侧（左侧），称为正偏态,；若集中位置偏向数值大的一侧（右侧），称为负偏态。

（四）频数表的用途

（1）揭示频数的分布特征和分布类型。

（2）作为陈述资料的形式，可以代替原始资料，便于计算和分析。

（3）便于发现可疑值，对两端出现的特大、特小的可疑值需进一步检查核对，以便及时纠正错误。

（4）便于进一步计算指标和统计分析处理。

第二节　集中趋势的统计描述

*（一）集中趋势的描述指标

集中趋势的描述指标：算术均数、几何均数、中位数。

1. 算术均数　简称均数，用于描述一组同质观察值的平均水平，适用于观察值呈正态分布或近似正态分布的资料。总体均数以希腊字母 μ 表示，样本均数以拉丁字母 $\overline{X}$ 表示。

2. 几何均数　在医学研究中，有些资料如抗体滴度、细菌计数、血清凝集效价、某些药物浓度等，其频数分布不对称，各观察值间呈倍数变化（等比关系）时，宜用几何均数反映其平均水平。几何均数用 G 表示。

3. 中位数　一组按大小顺序排列的观察值，位置居中的数值就称为中位数，以 M 表示。在全部观察值中，大于和小于中位数的观察值个数相等。

4. 百分位数　把一组观察值从小到大顺序排列，把全部观察值个数分成 100 等分，对应于第 X 等分的观察值，称为第 X 百分位数，用 P_c 表示。

*（二）各指标的适用条件和计算方法

具体见表 7-1。

表 7-1　描述数值变量的集中趋势指标的适用条件和计算方法

平均数	适用条件	计算公式
算数平均数	①对称分布资料	$\bar{X} = \dfrac{\sum X}{n}$（小样本）
	②正态或近似正态分布资料	$\bar{X} = \dfrac{\sum fX}{n}$（频数表资料）
几何平均数	①等比资料	$G = \lg^{-1}\left(\dfrac{\sum \lg X}{n}\right)$（小样本）
	②对数正态分布资料	$G = \lg^{-1}\left(\dfrac{\sum f\lg X}{n}\right)$（频数表资料）
中位数	①偏态分布或分布状态不明的资料	$M = X_{\frac{n+1}{2}}$（n 较小且为奇数）
	②观察者中有个别小或过大值得资料	$M = \dfrac{X_{n/2} + X_{n/2+1}}{2}$（较小且为偶数）
	③一端或两端无确定数据的资料	$M = L + \dfrac{i}{f_m}\left(\dfrac{n}{2} - \sum f_L\right)$（频数表资料）

第三节　离散趋势的统计描述

*（一）离散趋势的描述指标

描述离散程度的指标有极差、四分位数间距、方差、标准差和变异系数，最常用的是标准差。

1. 极差　也称全距，是一组观察值中最大值与最小值之差，用符号 R 表示。极差大，说明变异程度大，反之，说明变异程度小。

2. 四分位数间距　是把所有的观察值按大小顺序排列后，分成四等分，每一等分的观察值数目各占总例数的 25%，去掉两端的 25%，取中间 50%，观察值的数据范围即为四分位数间距。四分位数间距用 Q 表示。

3. 方差　为了克服极差的缺点，应考虑每个观察值的离散程度，统计上将每个观察值与均数之差的总和称为离均差总和，用 S^2 表示。

4. 标准差　是离均差平方和除以自由度的算术平方根，用 S 表示。

5. 变异系数　又称为离散系数，是标准差与均数之比，用 CV 表示。

*（二）各指标的适用条件和计算方法

具体见表 7-2。

表 7-2　描述数值变量的离散趋势指标的适用条件和计算方法

指标	适用条件	计算公式
极差	各种分布类型的资料	$R=$最大值$-$最小值
四分位数间距	①偏态分布的资料	$Q=P_{75}-P_{25}$
	②分布的一端或两端无确切数值的资料	
方差	对称分布，尤其是正态分布资料	$S^2=\dfrac{\sum(X-\bar{X})^2}{n-1}$
标准差	对称分布，尤其是正态分布资料	$S=\sqrt{\dfrac{\sum(X-\bar{X})^2}{n-1}}=\sqrt{\dfrac{\sum X^2-\dfrac{(\sum X)^2}{n}}{n-1}}$
		$S=\sqrt{\dfrac{\sum fX^2-\dfrac{(\sum fX)^2}{n}}{n-1}}$（频数表资料）
变异系数	①计量单位不同的资料	$CV=\dfrac{S}{X}\times\%$
	②均数相差悬殊的资料	

第四节　正　态　分　布

*（一）正态分布的特点

（1）正态曲线在横轴上方均数处最高，是一条以均数为中心，两侧逐渐下降并完全对称，两端永远不与横轴相交的钟型曲线。

（2）正态分布有两个参数，即均数 μ 与标准差 σ。均数 μ 为位置参数，决定曲线在横轴上的位置，其值越大，正态曲线越往右移，反之则向左移；标准差 σ 为形状参数，决定曲线的形状（胖瘦），其值越大，曲线越低阔，反之则越显高狭。

（3）正态曲线下面积有一定的分布规律。

*（二）正态分布曲线下面积分布规律

若以曲线下面积为 1（100%），则曲线：

在 $\mu\pm1\sigma$ 范围内占总面积的 68.27%，即约有 68.27% 的观察值分布在此范围内。

在 $\mu\pm1.96\sigma$ 范围内占总面积的95%，即约有95%的观察值分布在此范围内。

在 $\mu\pm2.58\sigma$ 范围内占总面积的99%，即约有99%的观察值分布在此范围内。

第五节 正态分布的应用

(一) 估计频数分布

许多医学指标是服从正态分布或近似正态分布的，可通过正态曲线下面积分布规律概括地估计变量值的频数分布。

(二) 医学参考值范围的估计

医学参考值范围是指正常人的各种生理、生化等指标的观察值。由于个体差异的存在，这些数值有一定的波动范围，故一般采用参考值范围（表7-3）。常用的参考值范围有90%、95%、99%等，最常用是95%。

所谓"正常人"不是指完全健康的人，而是指排除了影响所研究指标的疾病和有关因素的同质人群。

表7-3 参考值范围的制定方法

%	正态分布法			百分位数法		
	双侧	单侧		双侧	单侧	
		只有下限	只有上限		只有下限	只有上限
90	$\overline{X}\pm1.64S$	$\overline{X}-1.28S$	$\overline{X}+1.28S$	$P_5\sim P_{95}$	P_{10}	P_{90}
95	$\overline{X}\pm1.96S$	$\overline{X}-1.64S$	$\overline{X}+1.64S$	$P_{2.5}\sim P_{97.5}$	P_5	P_{95}
99	$\overline{X}\pm2.58S$	$\overline{X}-2.33S$	$\overline{X}+2.33S$	$P_{0.5}\sim P_{99.5}$	P_1	P_{99}

模拟试题测试，提升应试能力

一、名词解释

1. 频数
2. 中位数
3. 全距
4. 平均数

5. 变异系数

6. 正态分布

7. 医学参考值范围

8. 百分位数

二、填空题

1. 频数分布的类型有_____和_____两种，其中又分_____和_____两种。

2. 编制频数分布表的步骤：_____；_____；_____；_____。

3. 常用的平均数有_____、_____、_____。

4. _____，呈正态分布的数值变量资料其双侧95%的参考值范围是_____。

5. 正态分布曲线的位置参数是_____，形状参数是_____，标准正态分布是均数为_____，标准差为_____的正态分布。

6. 呈正态分布的数值变量资料其95%的参考值范围是_____。

7. 如要对比身高和体重的变异程度大小，宜选用的描述指标是_____。

三、选择题

1. 计算一群同质个体的体重的平均水平，宜选择（　　　）

A. 均数　　　　　　　B. 几何均数　　　　　　C. 中位数

D. 四分位数　　　　　E. 方差

2. 计量资料频数表组段数的确定（　　　）

A. 越多越好　　　　　　　　B. 越少越好

C. 与样本含量 N 的大小有关　　D. 与样本含量 N 的大小无关

E. 样本含量大的时组段数少些更好

3. 描述一组偏态分布资料的变异程度，宜选择（　　　）

A. 中位数　　　　　　B. 标准差　　　　　　C. 变异系数

D. 离均差绝对值之和　　E. 四分位数间距

4. 计量资料分析中，计算算术均数一般应要求资料（　　　）

A. 服从任意分布　　　B. 服从对称分布或近似正态分布

C. 服从极偏态分布　　D. 有超限值数据

E. 无超限值数据

5. 某医师测得 5 人麻疹疫苗接种后 1 个月时抗体滴度分别为 1∶20、1∶40、1∶80、1∶160、1∶320，其几何均数为（　　）

    A. 1∶80　　　　　　　　B. 1∶160　　　　　　　　C. 1∶20

    D. 1∶40　　　　　　　　E. 1∶320

6. 比较某地 1~2 岁和 5~5.5 岁儿童身高的变异程度，宜用（　　）

    A. 极差　　　　　　　　B. 四分位数间距　　　　　　C. 方差

    D. 变异系数　　　　　　E. 标准差

7. 某医师调查 7 名急性咽炎患者的潜伏时间分别为：3、2、5、11、7、9、13 天，其中位数是（　　）

    A. 7 天　　　　　　　　B. 6 天　　　　　　　　C. 9 天

    D. 11 天　　　　　　　　E. 5 天

8. 计算抗体滴度的平均水平，最好选用（　　）

    A. 均数　　　　　　　　B. 中位数　　　　　　　　C. 几何均数

    D. 三者均可　　　　　　E. 三者均不可以

9. 原始变量值都加（或减）一个不等于 0 的常数后（　　）

    A. 全距改变均匀　　　　B. 均数改变

    C. 离均差平方和改变　　D. 标准差改变

    E. 标准误改变

10. 标准正态分布的两个参数均数与标准差分别为（　　）

    A. $\mu = 1$, $\sigma = 0$　　　　B. $\mu = 0$, $\sigma = 0$　　　　C. $\mu = 1$, $\sigma = 1$

    D. $\mu = 0$, $\sigma = 1$　　　　E. $\mu \neq 0$, $\sigma \neq 0$

11. 标准差大小的改变因（　　）

    A. 变量值个数 n 的增大而增大

    B. 变量值个数 n 的增大而减小

    C. 变异程度的增大而增大

    D. 变异程度的增大而减小

    E. 与变异程度无关

12. 某市调查 20 岁男大学生 110 名，身高标准差为 4.20cm，体重标准差为 4.32kg，欲对比两指标变异程度的大小，可采用（　　）

    A. 中位数　　　　　　　B. 几何均数　　　　　　　C. 变异系数

    D. 标准差　　　　　　　E. 算术均数

13. 影响中位数 M 大小的因素有（   ）

A. 最小值   B. 最大值   C. 全距

D. 位次居中的变量值   E. 几何均数

14. 一组计量资料分布情况未知时，描述平均水平常选用（   ）

A. 均数   B. 几何均数   C. 中位数

D. 三者均可   E. 三者均不可

15. 均数与标准差结合，可全面描述一组资料的分布特征（   ）

A. 正偏态分布   B. 对称分布   C. 任意分布

D. 负偏态分布   E. 以上都不是

16. 正态分布曲线，当 μ 一定时，σ 增大，（   ）

A. 曲线中心位置不变

B. 曲线中心位置所在处较高，分布范围较宽

C. 曲线中心位置所在处较高，分布范围较窄

D. 曲线中心位置所在处较低，分布范围较宽

E. 曲线中心位置所在处较低，分布范围较窄

17. 一组资料近似服从正态分布，在 $\bar{x} \pm 1.96s$ 在区间内包括了变量值的

（   ）

A. 5%   B. 95%   C. 2.5%

D. 97.5%   E. 100%

18. 一组资料近似服从正态分布，那么小于等于 $\bar{x} - 2.58s$ 变量值有（   ）

A. 1%   B. 99.0%   C. 0.5%

D. 95.0%   E. 100%

19. 若某种有毒物质近似正态分布，确定 95% 医学参考值范围时，就按
式来计算（   ）

A. $\bar{x} - 2.33s$ B. $\bar{x} \pm 1.96s$ C. $\bar{x} + 1.64s$

D. $\bar{x} - 1.64s$ E. $\bar{x} + 2.33s$

20. 计算样本标准差时用下列公式中的（   ）

A. $\sqrt{\dfrac{\sum x^2 - \dfrac{\left(\sum x\right)^2}{n}}{n-1}}$ B. $\sqrt{\dfrac{\sum x^2 - \dfrac{\left(\sum x\right)^2}{n-1}}{n-1}}$

C. $\sqrt{\dfrac{\sum x^2 - \dfrac{\left(\sum x\right)^2}{n-1}}{n}}$　　　　D. $\sqrt{\dfrac{\sum \left(x-\bar{x}\right)^2}{n}}$

E. $\sqrt{\dfrac{\sum x^2 - \dfrac{\left(\sum x\right)^2}{n}}{n}}$

21. 下列各式中最小的为（　　）（注：A、C 为某一常数）

A. $\sum \left(x-\bar{x}\right)^2$　　　B. $\sum \left(x-A\right)^2$　　　C. $\sum \left(x-\bar{x}-C\right)^2$

D. $\sum \left(x+A\right)^2$　　　E. $\sum \left(x-\bar{x}+C\right)^2$

22. 某个数值变量指标仅过低异常，且资料呈偏态分布，则计算其 95% 的参考值范围应为（　　）

A. $\leqslant P_5$　　　B. $P_{2.5} \sim P_{97.5}$　　　C. $\geqslant P_{95}$

D. $\leqslant P_{95}$　　　E. $\geqslant P_5$

四、简答题

1. 描述数值变量资料集中趋势的指标有哪些？其适用的条件是什么？

2. 描述数值变量资料离散趋势的指标有哪些？各有何优缺点？

3. 正态分布的特点有哪些？

4. 估计医学参考值范围时，确定单双侧时应考虑哪些问题？

五、计算分析题

1. 抽样调查某市 100 名健康成年女性血清总蛋白含量（g/L），结果如下：

```
78.8  68.8  78.0  70.4  80.5  80.5  69.7  71.2  73.5
75.6  75.0  78.8  75.8  72.0  72.0  74.3  71.2  72.0
73.5  78.8  74.3  72.0  65.0  74.3  71.2  69.7  68.0
75.0  72.0  64.3  75.8  80.3  69.7  74.3  73.5  73.5
75.8  68.8  76.5  70.4  71.2  81.2  75.0  70.4  68.0
72.0  76.5  74.3  76.5  77.6  67.3  72.0  75.0  74.3
79.5  73.5  74.7  65.0  76.5  81.6  75.4  72.7  72.7
76.5  72.7  70.4  77.2  68.8  67.3  67.3  67.3  72.7
73.5  75.0  72.7  73.5  73.5  72.7  81.6  70.3  74.3
```

79.5　70.4　76.5　72.7　77.2　84.4　75.0　76.5　70.4

（1）编制频数分布表并绘制频数分布图。

（2）计算均数、标准差、变异系数。

（3）计算中位数，并与均数比较。

（4）计算 $P_{2.5}$、$P_{97.5}$，并与 $\bar{X} \pm 1.96S$ 的范围比较。

（5）分别考查 $\bar{X} \pm 1.0S$、$\bar{X} \pm 1.96S$、$\bar{X} \pm 2.58S$ 范围内的实际频数与理论分布是否基本一致？

（6）试估计该人群中血清总蛋白含量在 71.0~75.0g/L 范围内的比例。

2. 现对 30 名麻疹易感儿童经气溶胶免疫 1 个月后，测得其血凝抑制抗体滴度资料如下，请计算平均滴度。

抗体滴度	1:8	1:16	1:32	1:64	1:128	1:256	1:512	合计
例数	2	6	5	10	4	2	1	30

3. 50 例某病患者的潜伏期如下，说明用均数、几何均数或中位数，何者的代表性较好？并作计算。

潜伏期（h）	12~	24~	36~	48~	60~	72~	84~	96~	108~120
病例数	1	7	11	11	7	5	4	2	2

4. 调查测定某市 107 名健康成年男性尿铅含量（mg/L）如下：

尿铅含量	0~	4~	8~	12~	16~	20~	24~	28~30	合计
例数	14	22	29	18	15	6	1	2	107

（1）说明此频数分布的特征。

（2）描述其集中趋势与离散趋势。

（3）求该人群尿铅含量 95% 的医学参考值范围。

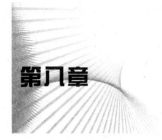

第八章

数值变量资料的统计推断

学习内容提炼，涵盖重点考点

第一节 均数的抽样误差和标准误

*（一）均数的抽样误差

在一个总体均数为 μ、总体标准差为 σ 的总体中，随机抽取一个样本含量为 n 的样本，计算其均数，由于总体中个体间存在变异，则 $\overline{X}$ 不一定等于 μ，这种由于抽样引起样本均数与总体均数的差异，称为均数的抽样误差。

*（二）标准误及其计算

标准误是表示抽样误差大小的指标，标准误小，表示抽样误差小，说明样本均数与总体均数越接近，用样本均数代表总体均数的可靠性大。反之，标准误大，说明抽样误差大，用样本均数推断总体均数的可靠性小。数理统计已证明，标准误的大小与标准差呈正比，与样本含量的平方根成反比，即：

$$\sigma_{\overline{x}} = \frac{\sigma}{\sqrt{n}} \tag{8.1}$$

实际工作中总体标准差是未知的，常用样本标准差代替，求得标准误的估计值，于是公式 3.1 可写成：

$$S_{\overline{X}} = \frac{S}{\sqrt{n}} \tag{8.2}$$

（三）标准差与标准误的比较

具体见表8-1。

表8-1　标准差与标准误的比较

项目	标准差	标准误
含义	描述个体值之间的变异程度大小的指标	描述样本均数抽样误差大小的指标
公式	$S=\sqrt{\dfrac{\sum(X-\bar{X})^2}{n-1}}=\sqrt{\dfrac{\sum X^2-\dfrac{(\sum X)^2}{n}}{n-1}}$	$S_{\bar{x}}=\dfrac{S}{\sqrt{n}}$
意义	标准差较小，表示观察值围绕均数的波动较小，说明样本均数的代表性	标准误差较小，表示样本均数与总体均数比较接近，说明样本均数的可靠性
应用	结合样本均数估计医学参考范围	结合样本均数估计总体均数的可信区间
与样本含量的关系	随样本含量的增多，逐渐趋于稳定	随样本含量的增多逐渐减小
联系	①都是描述变异程度大小的统计指标 ②当样本含量不变时，标准差越大，标准误亦越大	

第二节　t 分 布

（一）t 分布的概念

为了应用方便，对正态变量 X 进行 u 变换后，可使一般的正态分布 $N(\mu,\sigma^2)$ 变换为标准正态分布 $N(0,1)$。样本均数 $\bar{X}$ 的分布服从正态分布 $N(\mu,\sigma_x^2)$。同理，对正态变量 $\bar{X}$ 进行 u 变换后，也可使正态分布 $N(\mu,\sigma_x^2)$ 变换为标准正态分布 $N(0,1)$。即：

$$u=\frac{\bar{x}-\mu}{\sigma_{\bar{x}}} \tag{8.3}$$

由于实际工作中，σ 往往是未知的，常用 S 作为 σ 的估计值，这时对样本均数 $\bar{X}$ 进行的不是 u 变换，而是 t 变换了，其结果也不是 u 分布，而是 t 分布了，即：

$$t = \frac{\bar{x} - \mu}{S_{\bar{x}}} \tag{8.4}$$

如抽取 100 个样本含量为 n 的样本，得到 100 个 $\bar{X}$ 和 s，每个样本各计算一个 t 值，把 t 值的分布作成直方图，当样本个数无限增多时，就成为 t 分布曲线。

（二）t 分布的图形特征

由图 8-1 可见，t 分布曲线特点：

（1）单峰分布，以 0 为中心，左右对称。

（2）t 分布是一簇曲线，不同的自由度有不同的 t 分布曲线。自由度越小，t 值越分散，曲线越低平，远侧的 t 值个数相对较多，尾部远离横轴；当自由度逐渐增大时，t 分布逐渐接近正态分布；当自由度为无限大时，t 分布就成为标准正态分布了。

（3）t 分布曲线下面积分布规律抽样研究表明，t 值的分布是有规律的。若把 t 分布曲线下的面积作为 100%，由随机样本算得 t 值有：95% 个 t 值分布在：$-t_{0.05(\nu)} < t < t_{0.05(\nu)}$，99% 个 t 值分布在：$-t_{0.01(\nu)} < t < t_{0.01(\nu)}$，见图 8-2。

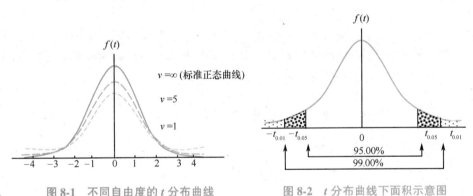

图 8-1　不同自由度的 t 分布曲线　　　图 8-2　t 分布曲线下面积示意图

第三节　总体均数的估计

*（一）总体均数的可信区间

对总体均数的估计是统计推断的重要内容之一，即用样本统计量估计总体参数，称为参数估计。总体均数的估计有点值估计和区间估计两种方法。

1. 点（值）估计　直接用样本均数 $\overline{X}$ 作为总体均数 μ 的估计值。表达简单，但未考虑到抽样误差的影响，无法评价参数估计的准备估计的准确度。

2. 区间估计　按预先给定的概率（$1-\alpha$），计算出一个区间，使它能够包含未知的总体均数。预先给定的概率 $1-\alpha$ 称为可信度，通常取 95% 或 99%，该区间就称为总体均数的可信区间。

*（二）总体均数可信区间的估计方法

总体均数可信区间的计算见表 8-2。

表 8-2　估计总体均数可信区间的计算公式

可信区间	小样本	大样本
95% 可信区间	$(\overline{X}-t_{0.05/2,\,v}S_{\overline{X}},\ \overline{X}+t_{0.05/2,\,v}S_{\overline{X}})$	$(\overline{X}-1.96S_{\overline{X}},\ \overline{X}+1.96SX_{\overline{X}})$
99% 可信区间	$(\overline{X}-t_{0.01/2,\,v}S_{\overline{X}},\ \overline{X}+t_{0.01/2,\,v}S_{\overline{X}})$	$(\overline{X}-2.58S_{\overline{X}},\ \overline{X}+2.58SX_{\overline{X}})$

第四节　假设检验的基本思想和步骤

（一）假设检验的基本思想

假设检验是依据样本信息对总体特征进行推断的一种统计学方法，目的是检验比较组间的差别是否由抽样误差所引起。

*（二）假设检验的一般步骤

1. 建立检验建设、确定检验水准。
2. 选定检验方法，计算检验统计量。
3. 确定概率 P 值，作出推断结论。

第五节　t 检验

*（一）u 检验

u 检验的适用条件：总体标准差未知，但样本含量较大（$n>50$）或总体标准差已知。常用方法见表 3-3。

*（二）t 检验

t 检验的适用条件：总体标准差未知、样本含量较小（$n \le 50$），理论上要求样本来自正态分布的总体，两样本均数比较时还要求总体方差相等（即方差齐性）。常用方法见表 8-3。

表 8-3　常用的样本均数的假设检验

项目	样本均数与总体均数的比较	配对设计的 t 检验	两样本均数的比较
比较目的	推断是否 $\mu = \mu_0$	推断是否 $\mu_d = 0$	推断是否 $\mu_1 = \mu_2$
设计类型	从未知总体中，以样本含量为 n 随机抽取一样本	配对设计	完全随机设计（成组设计）
检验假设	$H_0 : \mu = \mu_0$	$H_0 : \mu_d = 0$	$H_0 : \mu_1 = \mu_2$
统计量的计算	$t = \dfrac{\overline{X} - \mu_0}{S_{\overline{X}}}$ $\nu = n-1$	$t = \dfrac{\overline{d} - 0}{S_a} = \dfrac{\overline{d}}{S_d / \sqrt{n}}$ $\nu = n-1$	①两个大样本均数的比较 $u = \dfrac{\overline{X}_1 \cdot \overline{X}_2}{\sqrt{\dfrac{S_1^2}{n_1} + \dfrac{S_2^2}{n_2}}}$ ②两个小样本均数的比较 $t = \dfrac{\overline{X}_1 - \overline{X}_2}{\sqrt{S_C^2 \left(\dfrac{1}{n_1} + \dfrac{1}{n_2} \right)}}$ $\nu = n_1 + n_2 - 2$

第六节　假设检验应注意的问题

*（一）假设检验的注意事项

（1）资料要来自严密的抽样研究设计。

（2）选用的假设检验方法应符合其应用条件。

（3）正确理解差别有无统计学意义的含义。

（4）假设检验的推断结论不能绝对化。

(5) 要根据研究目的和专业知识事先确定采用双侧检验或单侧检验。

*（二）假设检验中的两类错误

具体见表8-4。

表8-4　假设检验的两类错误

真实情况	假设检验结论	
	拒绝 H	不拒绝 H
成立	I 型错误（α）	推断正确（$1-\alpha$）
不成立	推断正确（$1-\beta$）	II 型错误（β）

模拟试题测试，提升应试能力

一、名词解释

1. t 分布

2. 标准误

3. 均数的可信区间

4. 假设检验

5. 检验水准

6. I 型错误

7. II 型错误

8. 参数估计

二、填空题

1. 数值变量资料的统计推断包括两个重要内容_____和_____。

2. 已知一计量资料为正态分布资料，而且样本含量较大，则该资料99%的变量值所在范围为_____，总体均数的95%可信区间为_____。

3. 实际工作中，可通过适当增加_____来减小抽样误差。

4. t 分布曲线是以_____为中心，左右_____的，其形态变化与_____大小有关的一簇曲线。当自由度趋向∞时，t 分布曲线就是_____曲线。

5. 均数的抽样研究中，标准误小说明用推断 μ 的_____大。

6. 计量资料的假设检验方法最常用的有_____检验，适用于_____比较；_____检验，适用于_____比较。

7. $\bar{x} \pm 2.58 s_{\bar{x}}$用于估计_____，_____用于推断_____。

8. 在假设检验中，已知的总体均数一般是_____、_____、_____。

9. 两样本均数 t 检验的无效假设为_____，即_____；备择假设是_____，即_____。

10. 进行假设检验的前提条件为_____，假设检验的基本步骤是_____，_____、_____、_____、_____。

11. 配对 t 检验的无效假设为_____，即_____备择假设是_____，即_____。

三、选择题

1. 均数的标准误大小与（　　　）

A. σ 的大小成正比，与 n（n 为样本含量）成反比

B. σ 的大小成反比，与 n（n 为样本含量）成正比

C. σ 的大小成反比，与 $\sqrt{n}$（n 为样本含量）成正比

D. σ 的大小成正比，与 $\sqrt{n}$（n 为样本含量）成反比

E. 以上都不是

2. 某年某地 6 岁男孩的身高服从正态分布，其均数是 115.0cm，标准差为 10cm。（　　　）

A. 5%的男孩身高大于 95cm

B. 5%的男孩身高小于 105cm

C. 2.5%的男孩身高大于 134.6cm

D. 2.5%的男孩身高大于 125cm

E. 2.5%的男孩身高小于 115cm

3. 从某山区随机抽取 36 名健康成年男子，测得其脉搏均数 74.3 次/分钟。根据经验一般地区健康成年男子脉搏均数 72 次/分。现样本均数与总体均数不同，其原因是（　　　）

A. 抽样误差或两总体均数不同

B. 个体变异

C. 抽样误差

D. 两总体均数不同

E. 以上均不是

4. 两样本均数比较，经假设检验，结果差别有统计学意义。P 值越小，则（　　）

A. 说明两总体均数差别越大

B. 越有理由认为两总体均数不同

C. 越有理由认为两样本均数不同

D. 说明两样本均数差别越大

E. 说明两样本均数有差别的可能性越大

5. 欲使样本均数估计总体均数的可靠性大时，下列哪项必然小（　　）

A. CV　　　　　　　　B. S　　　　　　　　C. R

D. $\sigma_{\bar{x}}$　　　　　　　　E. Q

6. 配对设计资料的 t 检验，其检验假设为（　　）

A. 两总体均数相等　　　　B. 两样本均数相等

C. 差值的总体均数等于 0　　D. 差值的样本均数等于 0

E. 差值的总体均数不等于 0

7. 样本均数与已知总体均数比较的 t 检验，其检验假设为（　　）

A. 样本的总体均数与已知总体均数无差别

B. 两总体均数相等

C. 样本的总体均数与已知总体均数有差别

D. 样本的总体均数与已知总体均数相等

E. 两总体均数不相等

8. 对于大样本资料，估计总体均数的 99% 可信区间 t 值的取值是（　　）

A. 1. 96　　　　　　　　B. 2. 326　　　　　　　C. 2. 58

D. 0. 01　　　　　　　　E. 1. 645

9. 用样本均数估计总体均数 95% 可信区间时，则精确度高的是（　　）

A. 均数大的样本　　　　B. 均数小的样本　　　　C. 标准差小的样本

D. 标准误大的样本　　　E. 标准误小的样本

10. 在同一总体作样本含量相等的随机抽样，有 95% 的样本均数在下列哪项范围内（　　）

A. $\bar{x}\pm2.58s_{\bar{x}}$　　　　B. $\bar{x}\pm1.96s_{\bar{x}}$　　　　C. $\mu\pm2.58\sigma_{\bar{x}}$

D. $\mu\pm1.96\sigma_{\bar{x}}$　　　　E. $\mu\pm1.96s_{\bar{x}}$

11. 从一个数值变量资料的总体中抽取样本，产生抽样误差的原因是（　　）

A. 总体中的个体值存在差别　　　B. 总体均数不等于零

C. 样本中的个体值存在差别　　　D. 样本均数不等于零

E. 样本只包含总体的一部分

12. 两组数据作均数差别的 t 检验，要求数据分布近似正态分布，并要求（　　）

A. 两组数据均数相近

B. 两组数据方差齐

C. 两组数据的均数与方差都相近

D. 两组数据的均数与方差相差多少都无所谓

E. 两组数据的全距不能相差太大

13. t 分布与标准正态分布相比（　　）

A. 均数要小　　　　　　　B. 均数要大　　　　　　C. 标准差要小

D. 标准差要大　　　　　　E. 均数和标准差都不相同

14. 进行成组设计两样本均数比较的假设检验，可以用（　　）

A. 单因素方差分析　　　B. t 检验　　　　　　　C. 两者均可

D. 两者均不可　　　　　E. u 检验

15. 两样本均数比较的假设检验的检验效能是指（　　）

A. 第一类错误的概率 α　　　B. 第二类错误的概率 β

C. $\alpha+\beta$　　　　　　　　　D. $1-\alpha$

E. $1-\beta$

16. 两样本均数比较的 t 检验中，计算合并方差的公式是（　　）

A. $s_c^2 = s_1^2 + s_2^2$　　　　　　　　B. $s_c^2 = \dfrac{s_1^2}{n_1} + \dfrac{s_2^2}{n_2}$

C. $s_c^2 = \dfrac{n_1 s_1^2 + n_2 s_2^2}{n_1 + n_2}$　　　　　D. $s_c^2 = \dfrac{(n_1-1)\,s_1^2 + (n_2-1)\,s_2^2}{n_1 + n_2 - 2}$

E. $s_c^2 = \dfrac{n_1 s_1^2 + n_2 s_2^2}{n_1 + n_2 - 2}$

17. 要评价某地一名 10 岁男孩是否偏胖或偏瘦，应该用的统计方法是（　　）

A. 用该地 10 岁体重的 95% 或 99% 医学参考值范围来评价

B. 作体重差别的假设检验来评价

C. 用体重均数的 95% 或 99% 可信区间来评价

D. 不能作评价

E. 以上都是

18. 配对 t 检验中，用药前数据减去用药后数据和用药后数据减去用药前数据，两次 t 检验（　　）

A. t 值符号相同，结论相反

B. t 值符号相同，结论相同

C. t 值符号相反，结论相同

D. t 值符号相反，结论相反

E. 结论可能相反或相同

19. 某一数值变量资料，其样本例数为 324，方差为 144，则标准误为（　　）

A. 1.96　　　　　　　　B. 2.58　　　　　　　　C. 1.56

D. 0.82　　　　　　　　E. 0.67

20. 单因素方差分析要求（　　）

A. 资料是计量的　　　　　B. 资料呈正态分布

C. 方差齐性　　　　　　　D. 资料是计量的且呈正态分布

E. 计量资料、正态分布且方差齐性

21. 作假设检验时，下列哪项叙述是正确的（　　）

A. 有统计意义时，则一定有实际意义

B. 有实际意义时，则一定得出有统计意义

C. 有统计意义时，可能也有实际意义

D. 无统计意义时，也一定无实际意义

E. 无实际意义时，也一定无统计意义

22. 两样本均数比较时，在以下所取的检验中，以哪个所对应的 II 型误差最小（　　）

A. $\alpha = 0.25$　　　　　　　B. $\alpha = 0.20$　　　　　　　C. $\alpha = 0.10$

D. $\alpha = 0.05$　　　　　　　E. $\alpha = 0.01$

23. 配伍组设计的方差分析中，$v_{配伍}$ 等于（　　）

A. $v_{总}-v_{误差}$　　　　B. $v_{总}-v_{处理}$　　　　C. $v_{处理}-v_{误差}$

D. $v_{总}-v_{处理}+v_{误差}$　　E. $v_{总}-v_{处理}-v_{误差}$

24. 20 名女大学生分别用两种测肺活量的仪器测最大呼气率（L/min），比较两种方法检测结果有无差别，可进行（　　　）

A. 成组设计 u 检验　　　　B. 成组设计 t 检验

C. 配对设计 u 检验　　　　D. 配对设计 t 检验

E. 配对设计检验

25. 在均数为 $\overline{X}$，标准差为 σ 的正态总体中以固定为 n 随机抽样的概率为 0.05（　　　）

A. 1.96σ　　　　　B. $1.96\sigma_{\overline{x}}$　　　　C. $t_{0.05,V}$

D. $t_{0.05,v}s_{\overline{x}}$　　　　E. $1.96s$

26. 两样本均数比较时，需进行 t 检验，若两样本的含量均为 n，则由 t 界值表查 P 值时，其自由度应为（　　　）

A. $2n-1$　　　　　B. $2n-2$　　　　　C. n

D. $2n$　　　　　　E. $n-1$

四、简答题

1. 标准差和标准误在应用上有何不同？试举例说明均数的标准差与标准误的区别与联系。

2. 抽样研究时为什么会有抽样误差？怎样缩小抽样误差？

3. 为什么增加样本含量可同时减少Ⅰ型错误和Ⅱ型错误？

4. 为什么要进行假设检验，假设检验可以回答什么问题？

5. 为什么假设检验的结论不能绝对化？

6. 简述 t 检验和 u 检验的应用条件。

7. 在假设检验中应注意哪些问题？

8. t 分布的特征是什么？

9. 假设检验中，当 $P \leqslant 0.05$，则拒绝，理论依据是什么？

10. 如何选择单侧检验与双侧检验？

11. 假设检验中 α 与 P 有什么区别？

12. Ⅰ型错误与Ⅱ型错误有何区别与联系？了解这两类错误有何实际意义？

五、计算分析题

1. 从某河中采取 35 份水样测定氯化物含量，计算其平均值为 18.11mg/L，方差为 16.44mg/L。试求该地区水中平均氯化物含量的 95% 可信区间。

某市抽样调查了不同年龄男童的身高，资料如表 8-5 所示。

表 8-5 某市不同年龄男童身高的平均数和标准差

年龄	例数	平均身长（cm）	标准差（cm）
1~2 个月	100	56.8	2.1
5~6 月	120	66.5	2.2
3~3.5 岁	300	96.1	3.1
5~5.5 岁	400	107.8	3.3

根据上述结果，有人得出"随着男童年龄增长，平均身长在增加，身长的变异程度也增大，因此，抽样误差也在增大"的结论。你是否同意？如果同意，请说明理由；如果不同意，请用学过的统计方法计算出合理的指标，并作出结论。

2. 某地随机抽样调查了部分健康成人的红细胞数与血红蛋白量，结果如表 8-6 所示。

表 8-6 健康成人的红细胞数与血红蛋白量

性别	红细胞数（$\times 10^{12}$/L）				血红蛋白（g/L）			
	例数	均数	标准差	标准值	例数	均数	标准差	标准值
男	360	4.66	0.58	4.84	360	134.5	7.1	140.2
女	255	4.18	0.29	4.33	255	117.6	10.2	124.7

（1）说明女性的红细胞数与血红蛋白量的变异程度何者为大？

（2）分别计算男、女两项指标的抽样误差。

（3）试估计该地健康成年男、女红细胞数的均数。

（4）该地健康成年男、女间血红蛋白量有无差别？

（5）该地男、女两项指标是否均低于上表的标准值（若测定方法相同）？

3. 将 20 名某病患者随机分为两组，分别用甲、乙两种药物治疗，测得治疗前与治疗 1 个月后的红细胞沉降率（mm/h）见表 8-7。试问：

表 8-7　甲、乙两药治疗前后的红细胞沉降率（mm/h）

患者编号	甲药		乙药	
	治疗前	治疗后	治疗前	治疗后
1	30	26	29	26
2	33	29	30	23
3	26	23	29	25
4	31	30	33	23
5	30	30	28	23
6	27	24	26	25
7	28	22	30	28
8	28	25	31	22
9	25	23	30	27
10	29	23	30	24

（1）甲、乙两药是否均有效？

（2）甲、乙两药的疗效有无差别？

4. 已知一般健康婴儿出生体重均数为 3.25kg，某山区随机调查了 36 名健康婴儿，测得其出生体重均数为 2.85kg，标准差为 0.52kg，能否据此认为该山区健康婴儿出生体重与一般健康婴儿不同？

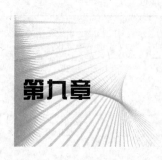

第九章

统计表与统计图

学习内容提炼，涵盖重点考点

第一节 统 计 表

*(一) 统计表的基本结构

统计表的基本结构见表 9-1，从表中可见，统计表主要由表题、标目、线条、数字 4 部分组成，表中数字区不插入文字，必要时可加备注。

表 9-1 医学统计表的基本格式

表序表题

横标目名称	纵标目	合计
横标目	数字	
合 计		

备注：

*(二) 统计表的基本要求

1. 表题 简明扼要概括表的主要内容，应写在表的顶线上端中间的位置。如资料有两个以上的统计表时，应在表题左面编出表序。

2. 标目 横标目位于表的左侧，表明被研究事物的主要标志或分组，说明同一横行数字的含义。纵标目位于标目线的上端，表明该事物的主要标志或分组，表明该事物的次要分组及各统计指标的内容，说明各纵列数字的含义，一般是绝对数或统计量，并注明计量单位。

3. 线条　除必须绘制的顶线、标目线、合计线和底线外，其余线均可省略。

4. 数字　必须准确无误。要求一律用阿拉伯数字，同一指标的数字其小数位数要一致、位次要对齐。表内不宜留空位项，数字为零时用"0"表示无数字时用，"–"表示，暂缺或未记录用"…"表示。

5. 备注　不是统计表的必要结构，一般不列入表内，需要说明的某一项目用"＊"号或其他符号标出，将说明的内容写在表的底线下方。

第二节　统　计　图

＊(一)　统计图的结构和制图原则

统计图是用点、线、面等各种几何图形表达统计数据的数量及其变化趋势，使统计资料更形象、更易懂，可直观地反映出事物间的数量关系。

绘制统计图的基本原则：①根据资料性质和分析的目的的正确选用适当的统计图；②标题简明扼要，说明统计图资料的时间、地点和主要内容，一般放在图下方；③绘制有坐标轴的图形时，纵横两轴比例一般以5：7或7：5为宜；④在同一张图内比较不同事物时，须用不同线条或颜色来表示，并附图加以说明。

＊(二)　统计图的种类和选择

具体见表9-2。

表 9-2　常用统计图及其应用

统计图	资料性质	分析目的
直条图	相互独立的资料	用直条的长短比较数值的大小
圆图	事物内部各部分的百分构成比资料	用面积大小表示各部分所占的比重大小
线图	连续性资料	用线段升降表达事物的动态变化趋势
直方图	变量分布的频数表资料	用直方的面积表达各组段的频数或频率分布情况
散点图	双变量连续性资料	用点的密集程度和趋势表达两个变量的相互关系
箱式图	连续性资料	比较两组或多组资料的集中趋势和离散趋势

模拟试题测试，提升应试能力

一、名词解释

1. 统计表

2. 统计图

二、填空题

1. 根据标目的层次复杂程度，统计表可分_____和_____。标目只有_____个层次的为_____；标目有_____个及以上的为_____。

2. 直条图适用于描述_____资料，用_____来反映数量间关系。

3. 直方图适用于描述_____，表明某事物现象各组段的_____。

4. 欲对比五种传染病的发病率水平，宜选用_____。

5. 构成图适用于_____，表明某事物内部各_____。

6. 某医院分析 1990~2000 年间高血压发病率的变动趋势宜绘制_____。

7. 分析胎儿不同出生体重和围产儿死亡率的关系，宜绘制_____。

8. 比较某市 10 年间脊髓灰质炎与流行性乙型脑炎两病死亡率的下降速度，宜绘制_____。

9. 描述某省某年各地乙肝患病率的分布，宜绘制_____。

三、选择题

1. 反映某地糖尿病患者年龄分布的特点用（　　　）

A. 普通线图　　　　　B. 构成比图　　　　　C. 直条图

D. 直方图　　　　　E. 半对数图

2. 描述某疾病患者年龄（岁）的分析，应用的统计图是（　　　）

A. 直条图　　　　　B. 直方图　　　　　C. 普通线图

D. 对数线图　　　　　E. 构成比图

3. 某分析 1990~2000 年冠心病患病率的变动趋势，常选用（　　　）

A. 构成比图　　　　　B. 对数线图　　　　　C. 普通线图

D. 直方图　　　　　E. 直条图

4. 研究三种不同麻醉剂在麻醉后的镇痛效果，采用计量评分法，分数呈偏态分布，比较终点时分数的平均水平及个体的变异程度，应使用的图形是（　　　）

A. 构成比图　　　　　B. 对数线图　　　　　C. 普通线图

D. 直方图　　　　　E. 箱式图

5. 统计表的基本结构（　　　）

A. 标题、纵横标目、图例、数字

B. 标题、纵横标目、线条、数字

C. 标题、标目、线条、数字和文字

D. 标题、标目、数字、文字

E. 标题、纵横标目、图例、备注

6. 某医师欲分析舒张压与年龄间的关系，宜选用（　　　）

A. 直条图　　　　　B. 直方图　　　　　C. 圆图

D. 散点图　　　　　E. 构成比图

7. 要对比两个以上地区一段时期内某指标变化的速度，宜选用（　　　）

A. 普通线图　　　　　B. 半对数线图　　　　　C. 构成图

D. 散点图　　　　　E. 直条图

8. 某院分析五种传染病死亡人口的分布情况，宜绘制（　　　）

A. 直方图　　　　　B. 直条图　　　　　C. 构成比圆图

D. 普通线图　　　　　E. 半对数图

9. 统计表的主要作用是（　　　）

A. 代表冗长的文字叙述和便于分析比较

B. 减少论文篇幅

C. 便于形象描述和表达结果

D. 客观表达原始数据

E. 便于进行统计描述与推断

10. 糖尿病临床试验分为试验组与对照组，分析治疗 0 周、1 周、2 周、3 周、4 周、5 周、6 周、7 周、8 周血糖的动态变化与改善情况，为了直观显示出两组血糖平均变化情况，宜选择的统计图是（　　　）

A. 直方图　　　　　B. 直条图　　　　　C. 构成比圆图

D. 普通线图　　　　　E. 半对数图

四、简答题

1. 编制统计表的原则和基本要求是什么？

2. 常用统计图有哪几种？它们的适用条件是什么？

五、图表分析题

1. 某地 1974 年 111 例钩端螺旋体患者发病季节、年龄和职业的分析列于表 9-3，指出表中的错误之处，并加以改正。

表 9-3　流行病学有关的主要因素

季节

八月上旬		八月中旬		八月下旬		九月上旬	
人数	%	人数	%	人数	%	人数	%
7	6.3	70	63.1	28	25.2	6	5.4

年龄

15 以下		15~		45 及以上	
人数	%	人数	%	人数	%
12	10.9	95	85.6	4	3.5

职业

农民		学生		知识青年		其他	
人数	%	人数	%	人数	%	人数	%
106	95.5	1	0.9	3	2.7	1	0.9

2. 某医院采用"母痔基底硬化疗法"治疗 198 例三、四期内痔的结果见表 9-4，请指出不足之处，并修改。

表 9-4　"母痔基底硬化疗法"治疗内痔的结果

分期　　例数　　　疗效	痊愈	基本痊愈	好转
三期内痔	104	10	4
四期内痔	53	19	8
百分比（%）	79%	15%	6%

3. 试指出图 9-1 之错误。

4. 尿中三氟醋酸含量均值（mg/L）在 4 组不同人群中所测结果如表 9-5 所示，试绘图比较之。

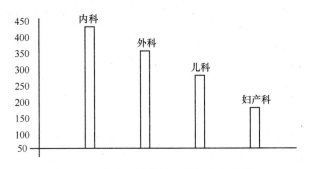

图 9-1　某医院某月份各科门诊人数图

表 9-5　某年某地急性中毒者尿中三氟醋酸含量均值（mg/L）

人群	例数	均值
健康人群	160	5.4
轻度中毒者	30	38.4
中度中毒者	9	84.2
重度中毒者	4	67.3

5. 某县防疫站 1992 年开始在城关建立"防疫接种卡"，使计划免疫得到加强。为说明效果，1995 年 5 月观察了 482 人的锡克试验反应，其中：幼儿园儿童 101 人，阳性 21 人；小学生 145 人，阳性 22 人；中学生 236 人，阳性 15 人。相比起来，1994 年为：幼儿园儿童 144 人，阳性 37 人；小学生 1417 人，阳性 323 人；中学生 359 人，阳性 41 人。试用适当的统计表和统计图描述上述结果。并作简要分析。

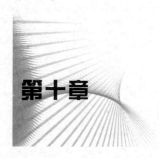

第十章

分类变量资料的统计描述

学习内容提炼，涵盖重点考点

第一节　常用相对数的意义和应用

*（一）相对数常用指标及其意义、计算

常用相对数包括构成比、率、相对比，见表 10-1。

表 10-1　常用相对数的计算方法及其意义

相对数	计算公式	意义
构成比	$构成比 = \dfrac{某一组成部分的观察单位数}{同一事物各组成部分的观察单位总数} \times 100\%$	表示某一事物内部各组成部分的比重或分布
率	$率 = \dfrac{某时期内发生某现象的观察单位数}{同期可能发生某现象的观察单位总数} \times 比例基数$	说明某现象发生的频率或强度
相对比	$相对比 = \dfrac{甲指数}{乙指数}（100\%）$	两个有关指标之比，说明两指标之间的比例关系

*（二）相对数应用的注意事项

（1）计算相对数字时应有足够的样本含量。

（2）不能以构成比代替率。

（3）注意资料的可比性。

（4）要考虑存在抽样误差。

第二节 率的标准化法

(一) 率的标准化意义

在比较两个不同人群的患病率、发病率、病死率等资料时，其内部构成如年龄、性别病情长短等不同，势必影响总率的比较，必须经标准化处理后再进行总率的比较。

(二) 率的标准化方法

标准化法的基本思想是采用统一的标准人口构成计算标准化率。因此，率的标准化计算应先选定"标准"。

1. 标准的选择　标准的选择原则上应有代表性、易获得，便于比较。其选择方法有以下三种：

(1) 比较的两组(或几组)资料中任选一组资料的内部构成作为标准。

(2) 比较的两组(或几组)资料的内部构成相加作为标准。

(3) 选用全国、全省或本地区的年龄别人口数作为标准。

2. 计算方法　其计算方法有直接法和间接法。

(三) 率的标准化注意事项

(1) 标准化后的率只表明资料相互间的相对关系，并不表示某地的实际水平，选定的"标准人口"不同，计算的标准化率也不同。

(2) 各组率若出现明显交叉，如低年龄组死亡率甲地高于乙地，高年龄组死亡率乙地高于甲地，应分别比较各组死亡率，而不用标准化进行比较。

(3) 两个样本的标准化率进行比较时，由于抽样误差的存在，若要比较两组总率是否相等应作假设检验。

(4) 如果不计算标准化率，而分别比较各组率时，也可得出正确的结论，但不能比较总率的大小。

模拟试题测试，提升应试能力

一、名词解释

1. 相对数

2. 率

3. 绝对增长量

4. 构成比

5. 动态数列

6. 相对比

7. 定基比

8. 环比

二、填空题

1. 对分类资料进行统计描述的主要指标有_____、_____、_____ 等，这些指标统称为_____。

2. 比较甲乙两地某病死亡率时，因其人口构成有差异，需对年龄进行标准化，标准人口的选择可以是_____、_____、_____、_____。

3. 率是说明某现象发生的_____或_____的指标。

4. 估计总体率99%可信区间的正态近似公式是_____。

5. 构成比又称_____，用来说明_____所占的比重或分布，常用_____表示。

6. 标准化法的目的在于，采用统一的_____，使资料具有_____，常用的方法有_____和_____。

7. 疾病的死亡率受_____影响，所以各地区不宜直接比较。

三、选择题

1. 欲计算某地区年度恶性肿瘤的死亡率，其分母就为（　　）

A. 该地年平均人口数

B. 该地年恶性肿瘤患者总人数

C. 该地年因恶性肿瘤死亡总人数

D. 该地年死亡总人数

E. 该地区年恶性肿瘤患者及死亡人数

2. 可以说明某现象发生频率或强度的指标是（ ）

A. 构成比 B. 率 C. 相对比

D. 绝对增长量 E. 定基比和环比

3. 某医院某年住院病人中乳腺癌患者占3%，则（ ）

A. 3%是强度指标 B. 3%是频率指标 C. 3%是相对比指标

D. 3%是绝对数 E. 3%说明胃癌在人群中的严重性

4. 某地有50万人口，2006年共发现3500名乙肝患者，全年总死亡人数为5000人，其中乙肝死亡580人，要说明乙肝死亡的严重程度，最好应用（ ）

A. 粗死亡率 B. 乙肝死亡率 C. 乙肝死亡人数

D. 乙肝死亡构成 E. 乙肝的病死率

5. 对分类变量进行统计描述常用（ ）

A. 平均数 B. 标准差 C. 变异系数

D. 相对数 E. 几何均数

6. 变异系数CV是（ ）

A. 相对比 B. 构成比 C. 率

D. 标准差 E. 都不是

7. 某医院计算了所在医院一年内各科室住院患者所占的比例，该指标为（ ）

A. 相对比 B. 发病率 C. 构成比

D. 患病率 E. 标化率

8. 一种新的治疗方法可以延长生命，但不能治愈其病，则发生下列情况（ ）

A. 该病患病率将增加 B. 该病患病率将减少

C. 该病发病率将增加 D. 该病发病率将减少

E. 该病发病率和患病率不变

9. 要比较甲乙两厂工人某职业病的患病率，对工龄进行标化，其标准构成的选择是（ ）

A. 甲厂工人的年龄构成

B. 乙厂工人的年龄构成

C. 甲乙两厂合并的工人的年龄构成

D. 甲乙两厂合并的工人的工龄构成

E. 以上都不是

10. SMR 表示 （　　）

A. 标准化死亡率

B. 被标化组实际死亡数与预期死亡数之比

C. 被标化组预期死亡数与实际死亡数之比

D. 标准组与被标化组预期死亡数之比

E. 标准组实际死亡数与预期死亡数之比

11. 在对某市健康检查中发现，40~50 岁男女两组人群的高血压患病率相同，则认为该年龄组男女两性发生高血压病的危险性也相同。你认为这个结论是 （　　）

A. 正确的

B. 不正确，因为没有区分发病率与患病率

C. 不正确，因为没有可识别的队列现象

D. 不正确，因为没有设立对照组

E. 不正确，因为用百分比代替率来支持该结论

12. 某病患者200人，其中男性160人，女性40人，分别占80%与20%，则该结论为 （　　）

A. 该病男性易得

B. 该病女性易得

C. 该病男性、女性易患程度相等

D. 尚不能得出结论

E. 根据该资料可计算出男女性的患病率

13. 某研究者欲了解吸烟者中开始吸烟的前三位原因，最好计算的指标是 （　　）

A. 率　　　　　　　B. 相对比　　　　　　C. 构成比

D. 中位数　　　　　E. 几何均数

14. SIR 为 （　　）

A. 实际死亡数/预期死亡数　　B. 预期死亡数/实际死亡数

C. 实际发病数/预期发病数　　D. 预期发病数/实际发病数

E. 以上都不是

15. 样本含量分别为 n_1 和 n_2 的两样本率分别为 p_1 和 p_2，以下计算平均率的公式正确的是（　　）

A. $\dfrac{p_1+p_2}{2}$　　　　　　　B. $\sqrt{p_1p_2}$

C. $\dfrac{n_1p_2+n_2p_1}{n_1+n_2}$　　　　　D. $\dfrac{(n_1-1)p_1+(n_2-1)p_2}{n_1+n_2-2}$

E. 当 $n_1=n_2$ 时，可用 $\dfrac{p_1+p_2}{2}$ 计算

16. 某地区某种疾病在某年的发病人数为 a_0，以后历年为 a_1，a_2，a_3，$\cdots$，a_n，则该疾病发病人数的年平均增长速度为（　　）

A. $\dfrac{a_0+a_1+a_2+\cdots+a_n}{n+1}$　　B. $\sqrt[n+1]{a_0a_1\cdots a_n}$　　C. $\sqrt[n]{\dfrac{a_n}{a_0}}$

D. $\sqrt[n]{\dfrac{a_n}{a_0}}-1$　　　　E. $\sqrt[n]{\dfrac{a_n}{a_n-1}}$

17. 已知男性的钩虫感染率高于女性，今欲比较甲、乙两乡居民的钩虫感染率，但甲乡居民女多于男，而乙乡男多于女。适当的比较方法是（　　）

A. 分性别进行比较　　B. 两个率比较的 χ^2 检验

C. 不具可比性　　　　D. 对性别进行标准化后再比较

E. 用秩和检验

18. 某项关于某种药物的广告声称："在服用本制剂的 690 名肺炎患者中，有 660 名患者在 3 天内症状消失。"因此，推断此药治疗肺炎是非常有效的，可以推广应用。这项推断是（　　）

A. 正确

B. 不正确，因所作的比较不是按率计算得

C. 不正确，因未设对照组或对比组

D. 不正确，因未作统计学假设检验

E. 不能确定

19. 发展速度和增长速度的关系为（　　）

A. 增长速度=发展速度−1　　B. 发展速度=增长速度−1

C. 增长速度=发展速度−100　　D. 发展速度=增长速度−100

E. 两者在计算上没有任何关系

20. 某市连续 3 年随机抽样调查了城镇居民脑卒中发病与死亡情况，城镇年平均人口数为 854129 人，病例数为 1256 人，死亡人数 863 人，则城镇居民脑卒中的病死率为（　　）

A. 75.25%　　　　　B. 68.71%　　　　　C. 87.25%

D. 48.93%　　　　　E. 28.65%

四、简答题

1. 分类变量的统计描述常用指标有哪些？各自的计算方法及特点是什么？

2. 在相对数的分析中，为什么不能以构成比代替率？试举例说明。

3. 计算相对数应注意的事项？

4. 何谓标准化法？其基本思想是什么？

5. 应用标准化法的注意问题？

6. 某工厂在"职工健康状况报告中"写到："在 946 名工人中，患慢性病的有 274 人，其中女性 219 人，占 80%，男性 55 人，占 20%。所以女性易患慢性病"，你认为是否正确？为什么？

五、计算分析题

1. 2007 年 3 月某县某乡甲、乙两村发生流感流行，经调查，甲村总人口数为 1500 人，流感发病人数为 75 人；乙村总人口数为 1000 人，流感发病人数为 50 人。有人认为甲村比乙村发病严重。

（1）你是否认同以上说法？

（2）用什么指标比较甲、乙两村的发病程度？

2. 试就表 10-2 资料分析比较甲、乙两医院乳腺癌手术后的 5 年生存率。

表 10-2 甲、乙两医院乳腺癌手术后的 5 年生存率（%）

腋下淋巴结转移	甲医院			乙医院		
	病例数	生存数	生存率	病例数	生存数	生存率
无	45	35	77.77	300	215	71.67
有	710	450	63.38	83	42	50.60
合计	755	485	64.24	383	257	67.10

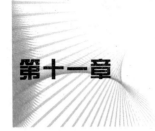

第十一章

分类变量资料的统计推断

学习内容提炼，涵盖重点考点

第一节　率的标准误与总体率的区间估计

*（一）率的抽样误差

从同一总体中随机抽样引起样本率和总体率或样本率与样本率之间的差异，称为率的抽样误差。

率的抽样误差可用率的标准误来表示，率的标准误小，说明抽样误差小，表示样本率与总体率较接近，用样本代表率的可靠性大。

*（二）总体率的可信区间及其估计方法

总体率的可信区间估计可采用正态分布法和查表法。

1. 正态分布法　当样本含量足够大，且样本率 P 和（$1-P$）均不太小，如 nP 与 $n(1-P)$ 均$\geqslant5$ 时，样本率的分布近似正态分布，可用正态分布规律估计总体率的可信区间。公式为：

$$总体率95\%可信区间 = P \pm 1.96SP \quad (20.22)$$
$$总体率99\%可信区间 = P \pm 2.58SP \quad (20.23)$$

2. 查表法　当样本含量较小（$n \leqslant 50$），且样本率$\geqslant1\%$时，可查"百分率的可信区间"表，求得总体率的可信区间。

第二节　样本率与总体率比较的 u 检验

样本率与总体率或样本率之间进行比较时，也要考虑差异是否由抽样误差所致。大样本时，样本率的频数分布近似正态分布，故可用 u 检验，其假设检验的原理、步骤及方法与均数的 u 检验相同。

（一）样本率与总体率的比较

计算公式为：

$$u = \frac{|p-\pi|}{\sigma_p} \tag{11.1}$$

（二）两个样本率比较的 u 检验

计算公式：

$$u = \frac{|p_1-p_2|}{S_{P_1-P_2}} \tag{11.2}$$

第三节　χ^2 检验

χ^2检验是一种用途很广的假设检验方法，适用于两个率或构成比、多个率或构成比之间有无统计学差异的检验。

（一）χ^2检验的基本公式

$$\chi^2 = \sum \frac{(A-T)^2}{T} \qquad \nu = (行数-1)(列数-1)$$

（二）四格表资料χ^2检验的专用公式

$$\chi^2 = \frac{(ab-bc)^2 n}{(a+b)(c+d)(a+c)(b+d)}$$

四格表资料χ^2检验的校正公式

$$\chi^2 = \frac{(\mid ad - bc \mid - n/2)^2 n}{(a+b)(c+d)(a+c)(b+d)}$$

应用条件：

当 $n \geq 40$ 且所有的 $T \geq 5$ 时，用 χ^2 检验的基本公式或四格表资料 χ^2 检验的专用公式；

当 $n \geq 40$ 但有 $1 \leq T < 5$ 时，用四格表资料 χ^2 检验的校正公式，当 $n < 40$，或 $T < 1$ 时，需改用四格表资料的 Fisher 确切概率法。

(三) 配对四格表资料的 χ^2 检验

常用于判断两种检验方法、两种培养方法、两种诊断方法等差别。

计算公式 $(b+c) \geq 40$ 时，$\chi^2 = \dfrac{(b-c)^2}{b+c}$ $\quad \nu = 1$；

$(b+c) < 40$ 时，$\chi^2 = \dfrac{(\mid b-c \mid -1)^2}{b+c}$ $\quad \nu = 1$。

(四) 行×列表资料的 χ^2 检验

$$\chi^2 = n\left(\sum \frac{A^2}{n_R n_C} - 1\right) \qquad \nu = (行数-1)(列数-1)$$

模拟试题测试，提升应试能力

一、填空题

1. 用正态近似法估计总体率 99% 可信区间的公式是_____。

2. 当_____时，四格表资料 χ^2 检验不需要连续性校正；当_____时，要进行连续性校正；当_____时，应用四格表确切概率法。

3. χ^2 检验中的 T 值为_____。

4. 配对四格表资料需要进行连续性校正的条件是_____。

5. 比较两个或多个样本间各部分构成不同时，可用_____检验。

6. 行×列表资料的 χ^2 检验其自由度为_____。

二、选择题

1. $R \times C$ 表的自由度是（   ）

A. $R-1$ B. $C-1$ C. $R \times C$

D. $(R-1)(C-1)$ E. $n-1$

2. 四格表 χ^2 检验中 $\chi^2 < \chi^2_{0.05,(\nu)}$ （　　　）

A. 可认为两样本率不同 B. 可认为两样本率相同

C. 可认为两总体率不同 D. 可认为两总体率相同

E. 不能确定

3. 下列不能用 χ^2 检验的是（　　　）

A. 成组设计的两样本频率的比较

B. 配对设计的两样本频率的比较

C. 多个样本频率的比较

D. 频率分布的比较

E. 等级资料实验效应间的比较

4. χ^2 值的取值范围是（　　　）

A. $-\infty < \chi^2 < \infty$ B. $-\infty < \chi^2 < 0$ C. $0 < \chi^2 < \infty$

D. $-1 < \chi^2 < -1$ E. $\chi^2 \leq 1$

5. 四格表中四个格子基本数字是（　　　）

A. 两个样本率的分子和分母

B. 两个构成比的分子和分母

C. 两对实测阳性绝对数和阴性绝对数

D. 两对实数和理论数

E. 以上均不是

6. 三个样本率比较，$\chi^2 > \chi^2_{0.05,(2)}$，可以认为（　　　）

A. 各总体率不相等或不全相等

B. 各总体率均不相等

C. 各样本率均不相等

D. 各样本率不相等或不全相等

E. 各总体率相等

7. 当样本含量 n 足够大，p 和 $(1-p)$ 均不太小，np 和 $n(1-p)$ 均大于 5 时，总体率95%的可信区间是（　　　）

A. $p \pm 1.64 s_p$ B. $p \pm 1.96 s_p$ C. $p \pm 1.96 s_\pi$

D. $p \pm 1.64 s_\pi$ E. $\bar{x} \pm 1.96 s_{\bar{x}}$

8. 样本率的标准误 s_p 的特点有 （　　）

A. n 越小，则 s_p 越大

B. n 越大，则 s_p 越大

C. $(1-p)$ 越大，则 s_p 越大

D. np 越大，则 s_p 越大

E. p 越大，则 s_p 越大

9. 四格表资料中，计算 χ^2 值时，不能直接使用基本公式和专用公式，而需要进行连续性校正的条件是 （　　）

A. $n>40$ 且 $A \geqslant 5$　　　　　　B. $n>40$ 且 $1 \leqslant T<5$

C. $n \geqslant 40$ 且 $1 \leqslant T<5$　　　　D. $n \leqslant 40$

E. $n>40$ 且 $T<1$

10. 若仅知道样本率，估计率的抽样误差用 （　　） 指标表示

A. S　　　　　　　　　B. S_e　　　　　　　　　C. $S_{\bar{X}}$

D. S_p　　　　　　　　E. σ_p

11. 以下关于配对四格表资料比较两个率有无差别的说法正确的是 （　　）

A. 无效假设是 $\mu_1 = \mu_2$

B. $x^2 = \dfrac{(ad-bc)^2 n}{(a+b)(c+d)(a+c)(b+d)}$

C. $b+c \leqslant 40$ 时需要连续性校正

D. 备择假设为 $\mu_1 \neq \mu_2$

E. 以上都不对

12. 某新药用于临床试用，治疗 4 例病人，3 例有效，宜用实际数来表示其效果，而不能用 75% 来表示有效率，其原因是 （　　）

A. 样本有效率的可信区间太宽

B. 样本有效率的可信区间太窄

C. 总体有效率的可信区间太宽

D. 总体有效率的可信区间太窄

E. 计算有效率的方法有误

13. $R \times C$ 表必须用公式 $T_{RC}=n_R n_C/n$ 求理论数的格子个数，其他可由减法求出为 （　　）

A. $R \times C$　　　　　　　　B. $R(C-1)$　　　　　　　C. $C(R-1)$

D.　$(R-1)(C-1)$　　　　E.　$R+C-1$

14. 对两样本率的差别进行统计学假设检验，同时用 χ^2 检验和 u 检验，则 u 和 χ^2 在数量上的关系是（　　　）

A.　$u=x^2$　　　　　　B.　$u=\sqrt{x^2}$　　　　　C.　$\sqrt{u}=x^2$

D.　u 值比 x^2 值准确　　　E.　x^2 值比 u 值准确

15. 以下关于 $R\times C$ 表资料 χ^2 检验的说法错误的是（　　　）

A. 可用于多个样本率比较

B. 可用于多个构成比比较

C. 只能用 $x^2=n\left(\sum\dfrac{A_{RC}^2}{n_R n_C}-1\right)$ 计算

D. 可以用 $x^2=\sum\dfrac{(A-T)^2}{T}$ 计算

E. $x^2=n\left(\sum\dfrac{A_{RC}^2}{n_R n_C}-1\right)$ 也适用于四格表资料不需校正的情况

16. 样本率与总体率的比较，计算检验统计量的公式为（　　　）

A.　$|p-\pi|/\sigma_p$　　　　B.　$|p-\pi|/s_p$　　　　C.　$|p_1-p_2|/\sigma_p$

D.　$|p_1-p_2|/s_p$　　　　E.　$|p_1-p_2|/s_{p_{1-2}}$

17. 某医师用中西医结合方法治疗焦虑症病人 45 例其中有 40 人好转，用单纯中药治疗 42 例其中有 23 人好转，用西药治疗 43 例其中 34 人好转，若进行 χ^2 检验，自由度为（　　　）

A. 1　　　　　　　　B. 2　　　　　　　　C. 3

D. 4　　　　　　　　E. 127

18. 利用 χ^2 检验公式不适合解决的实际问题是（　　　）

A. 比较两种药物的有效率

B. 药物三种不同剂量显效率有无差别

C. 两组病情"轻、中、重"的构成比

D. 检验某种疾病与基因多态性的关系

E. 两组有序试验结果的药物疗效

19. 影响总体率估计的抽样误差大小的因素是（　　　）

A. 总体率估计的容许误差

B. 样本率估计的容许误差

C. 检验水准和样本含量

D. 检验的把握度和样本含量

E. 总体率和样本含量

20. 利用 χ^2 检验公式不适合解决的实际问题是（　　　）

A. 比较两种药物的有效率

B. 检验某种疾病与基因多态性的关系

C. 两种有序试验结果的药物疗效

D. 药物三种不同剂量显效率有无差别

E. 两组病情"轻、中、重"的构成比例

三、简答题

1. 什么是总体率的 95% 可信区间？

2. χ^2 检验的基本思想是什么？

3. 试述成组设计四格表资料 χ^2 检验的适用用条件及其计算公式。

4. 行×列表 χ^2 检验的适用条件是什么？

四、计算分析题

1. 某内科医师观察 405 例冠心病病人，其中 205 例病人用西医疗法，其 200 例病人采用中西医结合疗法，观察 1 年后，单纯用西医疗法组的病人死亡 43 例，采用中西医结合疗法组的病人死亡 19 例，请分析两组病人的病死率差异是否有统计学意义？

2. 用某药物治疗不同类型哮喘的结果见表 11-1，由此认为"该药物治疗外源性哮喘的效果最好，内源性哮喘次之，混合性哮喘最差"，该结论是否正确？

表 11-1　某药物治疗三种不同类型哮喘的疗效

类型	患者数	有效	无效	有效率（%）
外源性哮喘	165	140	25	84.85
内源性哮喘	77	50	27	64.94
混合性哮喘	40	18	22	45.00
合计	282	208	74	73.76

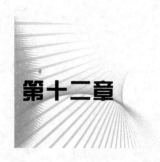

第十二章

直线相关与回归

学习内容提炼，涵盖重点考点

第一节　直 线 回 归

*（一）直线回归分析的作用

直线回归是回归分析中最简单的一种，故又称简单回归，是分析变量间的依存关系。直线回归分析的任务就是要找出能够准确反映两变量之间数量关系的直线回归方程，由此便可通过自变量 x 的值来预测应变量 y 的值。

（二）回归系数及其意义

由自变量 x 推算应变量 y 的直线回归方程为：

$$\hat{y} = a + bx$$

方程中的 x 为自变量取值，$\hat{y}$ 为当 x 取某一值时应变量 y 的平均估计值，a 为回归直线在 y 轴上的截距，b 为样本的回归系数，又称直线斜率，它表示当 x 变动一个单位时所引起的 $\hat{y}$ 的改变量。

第二节　直 线 相 关

*（一）直线相关分析的用途、相关系数及其意义

直线相关又称简单相关，用于分析两变量间是否存在直线相关关系，并

测量两变量之间的密切程度及相关方向。相关分析是用相关系数（r）来表示两个变量间相互的直线关系，并判断其密切程度的统计方法。

相关系数 r 无单位，取值范围为 $-1 \sim +1$。r 的绝对值大小反映两变量间的密切程度，绝对值越大，说明两变量间的关联程度越大。r 的正负号反映两变量的关联方向，若 $r>0$，称为正相关，表示两变量值的变化方向是一致的；若 $r<0$，称为负相关，表示当其中的一个变量值越大，另一个变量值则越小，两变量呈反向变化；若 $r=0$，称为零相关或无相关；若 $r=\pm 1$，则为完全相关。

（二）直线相关与回归的区别和联系

1. 区别

（1）相关反映两变量间的相互关系，相关系数描述两变量间直线相关的密切程度和相关方向，这种关系是双向的；回归则是用直线回归方程描述两变量间的依存变化的数量关系，是单向关系。

（2）相关要求 x 和 y 两个变量均服从正态分布（即所谓双变量正态分布），自变量 x 则可以是服从正态分布的随机变量（Ⅱ型回归），也可以是给定的量（Ⅰ型回归）。

2. 联系

（1）同一资料计算的 r 和 b 正负号是一致的。

（2）同一资料 r 和 b 的假设检验结果也是一致的。由于两者检验结果等价，故常用 r 的假设检验代替 b 的假设检验，原因是前者可直接查 r 界值表，方法上较为简便。

（3）r 与 b 可以相互换算。

模拟试题测试，提升应试能力

一、名词解释

1. 直线相关
2. 直线相关系数
3. 直线回归

4. 回归系数

二、填空题

1. 决定直线回归方程的两个系数是_____和_____。

2. 回归系数 b 的统计学意义是_____，相关系数 r 的统计学意义是_____。

3. 相关系数 r 的取值范围为_____。两变量相关的方向用 r 的_____表示，即_____表示正相关，_____表示负相关，_____表示零相关。

4. 两变量相关的密切程度用 r 的_____表示，_____表示完全相关，_____表示无直线关系。

5. 回归系数假设检验的意义是_____。

6. 相关系数 r 的假设检验，其结果时 $t > t_{0.05(\nu)}$，则表明_____。

三、选择题

1. 对两个数值变量同时进行了相关和回归分析，r 有统计学意义（$P < 0.05$），则（　　）

A. b 无统计学意义　　　　B. b 有高度的统计学意义

C. b 有统计学意义　　　　D. b 不能确定有无统计学意义

E. 以上都不是

2. 分析肺活量和体重之间的关系，用体重值预测肺活量值，则采用（　　）

A. 秩相关分析　　　B. 直线回归分析　　　C. 相关分析

D. 多元回归分析　　　E. 以上都不是

3. 两组资料作回归分析，直线回归系数 b 较大的一组，表示（　　）

A. 两变量关系密切的可能性较大

B. 检验显著的可能性较大

C. 决定系数 R^2 较大

D. 决定系数 R^2 可能大也可能小

E. 数量依存关系更密切

4. 样本相关系数 $r = 0$ 说明（　　）

A. 两变量 X、Y 的关系不确定

B. 两变量存在相互关系的可能性很小

C. 两变量不存在任何关系

D. 两变量间必然存在某种曲线关系

E. 两变量间不存在直线关系，但不排除存在某种曲线关系

5. 使用最小二乘法确定直线回归方程的原则是（　　）

A. 各观察点距回归直线的横向距离之和最小

B. 各观察点距回归直线的纵向距离之和最小

C. 各观察点距回归直线的垂直距离平方和最小

D. 各观察点距回归直线的横向距离平方和最小

E. 各观察点距回归直线的纵向距离平方和最小

6. 相关系数的检验可用（　　）

A. 散点图直接观察法即可　　　　B. F 检验

C. χ^2 检验　　　　　　　　　　D. t 检验

E. 以上均可

7. 相关系数的假设检验，其检验假设 H_0 是（　　）

A. $r=0$　　　　　　B. $\rho=0$　　　　　　C. $r=1$

D. $\rho=1$　　　　　　E. $\rho\neq1$

8. 某研究者测定 65 个学生的身高，询问了他们每天睡眠时间，并计算了等级相关系数，检验其统计学意义，自由度为（　　）

A. 65　　　　　　　　B. 2　　　　　　　　C. 64

D. 63　　　　　　　　E. 1

9. 以下对回归系数 b 的描述正确的是（　　）

A. $|b|$ 越小，回归直线越陡峭

B. x 每变化一个单位，y 相应变化 b 个单位

C. $-1\leq b\leq1$

D. $b=0$，回归直线与 Y 轴平行

E. b 没有单位

10. 对某样本的相关系数 r 进行假设检验，结果为 $t<t_{0.05(\nu)}$，认为（　　）

A. 两变量的差别由抽样误差所致

B. 两变量的差别无显著性

C. 两变量的关系不密切

D. 两变量不存在直线相关关系

E. 以上都不是

11. 某医师选用放射介入和手术两种方法治疗晚期肺癌患者，最好选择

何种指标评价治疗效果 （   ）

  A. 死亡率   B. 期望寿命   C. 生存率

  D. 治愈率   E. 病死率

12. 相关系数 r 的假设检验，其自由度为 （   ）

  A. $n-1$ B. n C. $n-2$

  D. $2n-1$ E. 1

13. 以下关于回归方程 $\hat{Y}=b_0+bX$ 的描述中错误的是 （   ）

  A. 回归直线未必过点 $(\bar{H},\ \bar{Y})$

  B. $b_0=0$，$b=0$ 表示回归直线与 X 轴重叠

  C. $b_0>0$ 表示回归直线与 Y 轴的交点在原点上方

  D. $b_0<0$ 表示回归直线从左上方走向右下方

  E. $b_0=0$ 表示 $X=0$ 时的 $\hat{Y}$ 值

14. 回归系数的假设检验 （   ）

  A. 可以用 r 的检验结果代替

  B. 只能作 t 检验

  C. 只能用 r 的检验结果代替

  D. b 的 t 检验必须做

  E. r 和 b 的 t 检验必须同时做

15. 直线相关分析一般是研究 （   ）

  A. 一组人群的两个相同指标间的相关关系

  B. 一组人群的两个不同指标间的相关关系

  C. 两组人群的两个相同指标间的相关关系

  D. 两组人群的两个不同指标间的相关关系

  E. 一组或两组人群的两个相同指标间的相关关系

16. 若直线相关系数 $r=1$，下列等式成立的是 （   ）

  A. $SS_{残}=SS_{回}$ B. $SS_{总}=SS_{残}$ C. $MS_{总}=MS_{回}$

  D. $MS_{残}=MS_{回}$ E. $SS_{总}=SS_{回}$

四、简答题

1. 直线相关分析和回归分析的任务各是什么？

2. 回归系数与相关系数有何区别和联系？

3. r 的假设检验得出"显著"或"不显著"分别说明什么问题?

4. 为什么要作 r 和 b 的假设检验?

五、计算分析题

1. 某小学测得 120 名 11 岁女孩身高均数 $\bar{X}^2 = 140$cm,标准差 $s_{\bar{x}} = 5$cm;体重 $\bar{y} = 35$kg,标准差 $s_{\bar{y}} = 2$kg,并测得 $r = 0.70$。现有甲、乙两名 11 岁女孩,甲体重 45kg,乙身高 132cm,试问如何由甲体重推其身高,由乙身高推其体重?

2. 12 名女大学生的身高与体重资料如表 12-1 所示,试问女大学生身高与体重之间有无相关关系?

表 12-1　12 名女大学生的身高与体重资料

编号	1	2	3	4	5	6	7	8	9	10	11	12
身高（cm）	164	156	172	172	177	180	166	162	172	167	158	152
体重（kg）	55	56	60	68	68	65	56	55	60	55	46	51

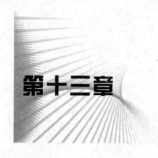

第十三章

流行病学

学习内容提炼，涵盖重点考点

第一节　流行病学概述

*（一）流行病学的定义

流行病学是研究人群中疾病和健康状况的分布及其影响因素，并研究如何防制疾病及促进健康的策略和措施的科学。

*（二）流行病学的原理、基本观点及方法

流行病学的原理包括疾病分布原理、病因论、病因推断、疾病防制和促进健康策略、数理模型。

流行病学的基本观点包括群体观点、比较观点、社会心理观点、概率论观点。

流行病学研究方法分为观察法、实验法、数理法，以观察法和实验法为主。观察法按是否有事先设立的对照组又可进一步分为描述性研究、分析性研究。因此，流行病学研究按照设计类型可分为描述流行病学、分析流行病学、实验流行病学和理论流行病学四类。

*（三）流行病学的用途

（1）描述疾病与健康状态的分布特点。

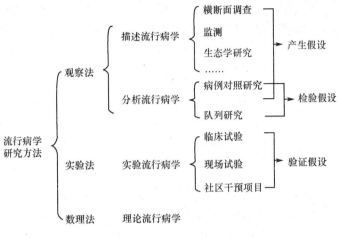

图 13-1 流行病学研究方法分类示意图

（2）应用于诊断、疗效判断、选择治疗方案及预后评价。

（3）评价疾病的防治和健康促进的效果。

（4）探讨病因与影响流行的因素及确定防制方法。

（5）应用于医疗、卫生、保健服务的决策和评价。

第二节　疾病的分布

*（一）疾病分布的常用测量指标的定义、计算、意义

1. 发病率　表示在一定期间内，一定人群中某病新病例出现的频率。

$$发病率 = \frac{一定期间内的某人群中某病新病例数}{同时期暴露人口数} \times k$$

$$k = 100\%，1000/千，或 10000/万……$$

2. 罹患率　在某一局限范围，短时间内的发病率。

$$罹患率 = \frac{观察期间内的某人群中某病新病例数}{同时期暴露人口数} \times 100\%$$

3. 患病率　又叫现患率或流行率，某特定时间内总人口中某病新旧病例所占比例。通常表示病程较长的慢性病的发生或流行。

$$患病率 = \frac{某特定时点一定人群中现患某病的新旧病例数}{同期的平均人口数（被观察人数）} \times k$$

4. 感染率 在某个时间内能检查的整个人群样本中，某病现有感染者人数所占的比例。多用于隐性感染、病原携带及轻型和不典型病例的调查。

$$感染率=\frac{受检者中阳性人数}{受检人数}\times k$$

5. 死亡率 表示在一定期间内，在一定人群中，死于某病（或死于所有原因）的频率。测量人群死亡危险最常用的指标。

$$死亡率=\frac{某期间内（因某病）死亡总数}{同期平均人口数}\times k$$

6. 病死率 表示一定时期内（通常为 1 年），患某病的全部病人中因该病死亡者的比例。可表明该疾病的严重程度，反映医疗水平和诊断能力，通常多用于急性传染病，较少用于慢性病。

$$病死率=\frac{某时期内因某病死亡人数}{同期患某病的病人数}\times k$$

7. 生存率 是指接受某种治疗的病人或患某病的人中，经若干年随访（通常为 1、3、5 年）后，尚存活的病人数所占的比例。用于评价某些病程较长疾病的远期疗效。

$$生存率=\frac{随访满\,n\,年尚存活的病例数}{随访满\,n\,年的病例数}\times 100\%$$

*（二）各疾病流行强度的定义

1. 散发 指发病率呈历年的一般水平，各病例间在发病时间和地点方面无明显联系，散在发生。历指此前三年，适用范围较大地区。

2. 流行 某病在某地区显著超过该病历年的发病水平如 3~10 倍，有时疾病迅速蔓延可跨越一省、一国或一洲，称大流行。

3. 爆发 指在一个局部地区或集体单位中，短时间内突然有很多相同的病人出现。这些人多有相同的传染源或传播途径。大多数病人常同时出现在该病的最长潜伏期内。

*（三）疾病三间分布的特征

1. 疾病的人群分布 年龄、性别、职业、种族和民族等特征的分布。

2. 疾病的时间分布　短期波动、季节性、周期性、长期趋势。

3. 疾病的地区分布　地方性是指一些疾病主要发生于某些局部地区，其他地区则很少发生或不发生。具有地方性特点的疾病成为地方性疾病，简称地方病。

疾病的地方性表现在三个方面：统计地方性、自然地方性、自然疫源性。

*（四）疾病三间分布的综合描述

移民流行病学是通过比较某种疾病在移民、移居地当地居民及原居住地人群的疾病发病率或死亡率差别，以探索遗传因素和环境因素在疾病发生中的作用。移民流行病学研究遵循的原则如下。

（1）若环境因素是引起发病率、死亡率差别的主要原因，则移民中该病的发病率及死亡率与其原居住地人群的发病率或死亡率不同，而与移居地当地居民人群的发病率及死亡率接近。

（2）若遗传因素是对发病率及死亡率起主要作用的因素，则移民的发病率及死亡率不同于移居地人群，而与其原居住地人群相同。

第三节　观察性研究

（一）概述

*1. 流行病学研究设计的基本内容　查阅有关文献，提出研究目的；根据研究目的确定研究内容；结合具体条件选择研究方法，确定研究对象、设计调查表。控制研究过程中的偏倚，分析收集到的资料，正确解释研究结果。

*2. 描述性研究的概念和分类　是描述疾病和健康状况在时间、地点和人群方面的分布信息，为进一步开展分析流行病学研究提供病因线索。主要包括现况研究、生态学研究、病例报告、个案报告。

*3. 分析性研究的概念和分类　是进一步在有选择的人群中观察可疑病因与疾病和健康状况之间关联的一种研究方法。分为病例对照研究和队列研究。

（二）现况研究

*1. 概念 现况研究是通过对特定时点（或期间）和特定范围内人群中的有关变量（因素）与疾病或健康状况关系的调查，从而描述所研究的疾病或某种健康状况与有关变量在人群中的分布，进一步比较分析具有不同特征的暴露与非暴露的患病情况或患病组与非患病组的暴露情况，为进一步深入研究提供病因线索。

2. 现况研究的用途及分类 用途：①描述疾病或健康状况的分布；②发现病因线索，提出病因假设；③了解人群的健康水平；④适用与疾病的二级预防；⑤进行疾病监测；⑥评价疾病的防治效果。

3. 现况研究分普查和抽样调查

（1）普查：是指为了解某病的患病率或某人群的健康状况，在特定时间对特定范围内人群中的每一成员进行的全面调查或检查。

普查的优点是能发现全部病例，可同时观察多个因素与多种疾病，不存在抽样误差，可普及医学知识等。其缺点是调查时间短，工作量大，难免有漏查，无应答比例较高，不适用于患病率低或检查方法复杂的疾病调查。普查时要求普查率在95%以上，罕见疾病在85%以上，若漏查率达30%，则该调查无实际意义。

原则：有严格的时间要求；调查项目和指标必须集中统一。

（2）抽样调查：从总体中随机抽取一个有代表性的样本作为研究对象，然后根据调查所得的样本资料估计和推断被调查现象的总体特征。

抽样调查的优点是较普查更节省人力、物力和时间，且调查范围小，调查工作易做得细致。其缺点是调查设计、实施与资料分析较为复杂，不适用于患病率很低的疾病或所需样本要达到总体75%的情况，不适用于变异较大资料的调查。

原则：抽样遵循随机化原则；样本量必须足够大。

*4. 抽样方法和样本量的估计 常用的抽样方法有单纯随机抽样、系统抽样、分层抽样、整群抽样和多级抽样。其具体方法和举例见表13-1。

表 13-1　五种常用的抽样方法

名称	方法	举例
单纯随机抽样	即总体中每个观察单位选入样本的概率相等。常用随机数字表法、抽签、抓阄等	如某校有 300 名学生随机抽取 80 名，先将 300 名学生编号，再用随机数字表或抽签、计算机抽取等进行抽样
系统抽样	又称机械抽样，即按一定比例或一定间隔机械地抽取调查单位的方法	如从 1000 个观察单位中抽取 100 个，先把观察单位编号为 1~1000，从至 10 随机抽取 1 个号，如为 5，则逢 5 抽取，即抽取 5、15、25、…、995 号组成观察单位数为 100 的样本
分层抽样	先将调查总体按不同特征分层（如按年龄、性别、职业等），再在每层中进行随机抽样	欲调查某校学生患病情况，可先按性别分组，若男生 1200 人，女生 800 人，按 10% 的比例抽取男生 120 人，女生 80 人，组成一个观察单位数为 200 的样本
整群抽样	从总体中随机抽取若干群体，对群体内所有个体进行调查	某校有三个专业，欲了解学生的学习成绩，可在各专业中随机抽取一个班进行调查
多级抽样	是将上述方法综合运用的方法。具体方法是：先从总体中抽取范围较大的单元（如省、市），称为一级抽样单元，再从每级单元中抽取范围较小的二级单元（如县、街道）	某校有 2000 名学生，5 个系，如要调查 200 名学生，可先从 5 个系随机抽取 1 个系，再从这个系中随机抽取 200 名学生，这就是 2 级抽样

　　样本含量估计即确定保证研究结果具有一定代表性和精确度所需要的最小样本含量。样本过大或过小都不恰当，过大易造成不必要的浪费，而且工作量过大，易造成偏性。样本过小，抽样误差大，使样本的代表性差。

　　（1）数值变量资料抽样调查时的样本含量计算公式：

$$n = \left(\frac{t_\alpha \times s}{d} \right)^2 \tag{13.1}$$

　　式中：n 为样本含量，$\alpha = 0.05$ 时，$t = 1.96$，S 为标准差，d 为允许误差。

　　（2）分类变量资料抽样调查时的样本含量公式：

$$n = k \times \frac{Q}{P} \tag{13.2}$$

　　式中：n 为样本含量，P 为预期现患率，$Q = 1 - P$，当 $d = 0.1$ 时，$k = 400$，$d = 0.15$ 时，$k = 178$，$d = 0.2$ 时，$k = 100$。

5. 现况调查的设计与实施

(1) 确定调查目的和研究指标。

(2) 确定调查对象。

(3) 收集资料。

(4) 整理分析资料。

*6. 现况调查中的偏倚及其控制

(1) 选择偏倚：是指研究者在选择研究人群时，由于选择条件受限制或设计失误所致的系统误差。可分为以下几种。

无应答偏倚：是指调查对象不合作或因种种原因不能或不愿意参加，由于其身体素质、暴露状况、患病情况、嗜好等方面可能与应答者不同，由此产生的偏倚。

选择性偏倚：在调查过程中，被抽中的调查对象没有找到，而随便找了其他人代替，从而可能破坏了调查对象的同质性。

幸存者偏倚：在现况调查中，调查对象均为幸存者，难以调查死亡者，故不能代表某病的实际现况，带有一定局限性和片面性。

控制措施：严格遵照随机化原则选择研究对象；在调查前及调查实施过程中做好宣传和组织工作；调查方法或调查内容适当；调查对象在调查时因各种原因未能参加者应设法补救，必要时进行补查以提高应答率。

(2) 信息偏倚：是指在收集和整理有关暴露或疾病资料时所出现的系统误差，主要发生在观察、收集资料及测量等实施阶段。可分为以下几种。

调查对象所引起的偏倚：当询问调查对象有关个人疾病史、个人生活习惯、经济状况等，由于种种原因使回答不准确，从而引起的偏倚称为报告偏倚；当询问调查对象某种暴露史时，病人会因自己患病而对暴露史记忆犹新，而健康人则由于不在意而遗忘，这种偏倚称为回忆偏倚。

调查员偏倚：调查员有意识地详细询问某些人群或具有某种特征者，而比较马虎地调查另一些人群或不具备某些特征者而导致的偏倚。

测量偏倚：测量工具、检验方法不准确、试剂不符合规格、实验条件不稳定、检验技术操作不规范等都可引起测量偏倚。

控制措施：调查时做好解释工作，尽可能消除调查对象的顾虑，尽量询问近期的情况；调查员应进行系统、科学的培训；调查中尽量使用客观指标，并开展互相监督和复查工作；测量工具在使用前要进行校正，实验条件和检验方法应有详细规定并要求严格遵循。

(三) 筛检

*1. 筛检和诊断试验的概念、目的、应用原则和区别

(1) 概念

诊断试验：给病人作出诊断所应用的各种实验室检查、医疗仪器检查及其他方法称为诊断试验。

筛检试验：运用快速、简便的实验、检查或其他方法，从表面健康的人群中去发现那些未被识别的可疑病人或有缺陷者称为筛检。用于筛检的试验称为筛检试验。

(2) 目的：诊断试验的主要目的是区分就诊者是否患病，以便给确诊的病人以相应的治疗，筛检试验的主要目的是早期发现病人，并进一步诊断和治疗，属于疾病二级预防措施。

(3) 应用原则

筛检：①危害严重的疾病或缺陷，迟发现将造成严重后果，或某些已成为重大的社会卫生问题的疾病或缺陷，适用于筛检。②筛检试验必须快速、简单、易进行、价廉、安全、易被受试者接受。③对特殊暴露人群进行筛检。④筛检试验具有可靠性及真实性。⑤确定筛检标准时应考虑该病的自然史，其治疗的收益和消耗。

(4) 区别（表 13-2）。

表 13-2 筛检试验和诊断试验的区别

	筛检试验	诊断试验
对象	健康人或无症状的病人	病人
目的	发现可疑病人	对病人进行确诊
要求	快速、简便、安全，高灵敏度	复杂、准确性和特异度高
费用	经济、廉价	花费较高
处理	用诊断试验确诊	严密观察和及时治疗

*2. 筛检和诊断试验的评价方法

(1) 确定"金标准"。"金标准"是指当前临床医学界公认的诊断疾病的最可靠方法。

（2）选择研究对象。受试对象应能代表筛检试验可能应用的目标人群。

（3）确定样本量。根据灵敏度估计病例组所需样本量，特异度估计对照组所需样本量。

（4）盲法同步测试，整理分析资料，见表 13-3。

表 13-3　试验结果整理表

	金标准		合计
	患者	非患者	
阳性	真阳性 A	假阳性 B	R_1
阴性	假阴性 C	真阴性 D	R_2
合计	C_1	C_2	N

*3. 筛检和诊断试验的评价　主要从试验的真实性、可靠性及收益三个方面进行评价。

（1）真实性：是指测量值与实际值的符合程度，是正确地判定受试者有病与无病的能力。评价指标如下。

1）灵敏度：又称真阳性率，筛检试验阳性者占受检病人（按金标准判断）总数的百分比，是指将实际有病的人正确地判断为患者的能力。

$$灵敏度 = \frac{A}{A+C} \times 100\%$$

2）假阴性率：又称漏诊率，是指实际有病者而被判定为非病者的百分比。

$$假阴性率 = \frac{C}{A+C} \times 100\%$$

3）特异度：又称真阴性率，是指将实际无病的人正确地判断为非患者的能力。

$$特异度 = \frac{D}{B+D} \times 100\%$$

4）假阳性率：又称误诊率，是指实际无病者而被判定为有病的百分比。

$$假阳性率 = \frac{B}{B+D} \times 100\%$$

5）约登指数：是灵敏度和特异度之和减去 1。约登指数越大，试验真实性越好。

$$正确指数 = （灵敏度+特异度）-1$$
$$= 1-（假阴性+假阳性）$$

（2）可靠性：是指在完全相同的条件下，重复试验获得相同结果的稳定程度。评价指标如下。

1）变异系数：变异系数 = （标准差/算术均数）×100%

2）符合率：又称一致率，是筛检试验判定的结果与标准诊断的结果相同的数占总受检人数的比例。

$$符合率 = \frac{A+D}{A+B+C+D} \times 100\%$$

3）Kappa 值：

$$Kappa = \frac{N（A+D）-（R_1C_1+R_2C_2）}{N^2-（R_1C_1+R_2C_2）}$$

（3）预测值：用于估计某试验可在某特定人群中发现的新病例数，帮助估计筛检试验的收益。预测值包括阳性预测值和阴性预测值。

1）阳性预测值：即真阳性人数占所有筛检试验阳性者的百分比，反映了筛检试验结果为阳性时受试者患有该病的可能性。

$$阳性预测值 = \frac{A}{A+B} \times 100\%$$

2）阴性预测值：即真阴性人数占所有筛检试验阴性者的百分比，反映了筛检试验结果为阴性时受试者没有患该病的可能性。

$$阴性预测值 = \frac{D}{C+D} \times 100\%$$

* 4. 试验阳性标准的确定

（1）判断标准：即筛检试验阳性结果的截断值或临界点，以区分正常与异常。常用方法有 ROC 曲线，生物统计学的百分位数法。

（2）判断原则：如疾病的预后差，漏掉病人可能带来严重后果，且目前又有可靠的治疗方法，则临界点向左移，以提高灵敏度；如疾病的预后不严重，且现有诊疗方法不理想，临界点可右移，尽可能将非患者鉴别出来；如果灵敏度和特异度同等重要，可将临界点定在非病人的分布曲线与病人的分布曲线的交界处。

*5. 提高试验效率的方法

（1）选择患病率高的人群。

（2）选用高灵敏度的筛检试验。

（3）采用联合试验

（四）病例对照研究

*1. 概念　病例对照研究是选择患有所研究疾病的人群作为病例组，未患该病的人群作为对照组，调查并比较两组人群过去是否暴露于某种或某些可疑因素及暴露程度，从而推断暴露因素与该病是否有关联及其关联程度大小的一种观察性研究方法。

*2. 病例对照研究的用途　病例对照研究的应用范围主要包括病因及危险因素、治疗及预防以及预后的研究。

（1）病因研究：探讨疾病的致病因素或危险因素是病例对照研究最主要的用途。

（2）治疗与预防的研究：上对某病的治疗方案、某药的疗效与不良反应、某疫苗的预防效果等，都可运用病例对照研究进行评价，以确定有效的治疗方案、药物及预防措施。

（3）疾病预后的研究：运用病例对照研究可探讨影响疾病预后的因素。

*3. 病例对照研究的分类　病例对照研究按照研究设计的不同通常分为两类：一是成组病例对照研究；二是配比病例对照研究。通过配比可以消除配比因素的作用，还可以用较小的样本增加分析时的统计检验能力，提高流行病学效率。

*4. 病例对照研究对象的选择

（1）病例的选择：选择病例时首先要求有一个明确、统一的诊断标准，其次要包拯病例样本的代表性。病例的来源主要有两种：一是选择某地区人群中在某时期内发生的全部病例或其随机样本；二是选择某家医院或几家医院在某已时期内就诊或住院的全部病例。

（2）对照的选择：选择对照的基本原则是对照能够代表产生病例的人群。如果病例是从人群中选择的，可以选择同一人群中非病例的随机样本作为对照，或选择病例的配偶、同胞、亲戚、邻居、同学或同事等作为对照。如果病例是从医院中选择的，则可以从同一医院同一时间就诊或住院的其他病例中选择对照。

*5. 病例对照研究样本量的估计　病例对照调查选取病例时往往采用医疗机构或社区人群中的全部病例，一般不存在抽样问题。只有当病例数较多，需要进行随机抽样时，才要估计样本大小。病例对照调查样本大小取决于：①研究因素在对照人群中的估计暴露率（P）；②估计该因素引起的相对危险度（RR）或暴露的比值比（OR）；③要求的检验水准（α）；④希望达到的检验把握度（$1-\beta$）。公式如下：

$$N=\frac{[Z_\alpha\times\sqrt{2\overline{P}(1-\overline{P})}+Z_\beta\sqrt{P_1(1-P_1)+P_0(1-P_0)}]^2}{(P_1-P_2)^2}$$

*6. 病例对照研究的优缺点

（1）优点：①除适合研究一般疾病外，还特别适用于罕见病的研究；②所需样本少，容易组织，可节省人力、物力；③可同时调查多个因素与一种疾病的关系，尤其适用对病因不明疾病的病因探索；④短时间内可得到研究结果，对于慢性病可以较快地得到危险因素的估计；⑤医德问题少，一般对患者无损害。

（2）缺点：①不适用于研究人群中暴露比例很低的因素；②易产生选择性偏倚和回忆偏倚；③不能计算发病率或死亡率，故不能直接分析相对危险度；④由果究因的研究，不能证实暴露与疾病的因果关系；⑤混杂因素的影响较难控制。

*7. 病例对照研究的资料分析　病例对照研究资料分析主要是比较病例组和对照组暴露的比例，并由此估计暴露与疾病之间有无联系及联系强度，最后作出病因关联可能性的科学判断。

（1）对于成组病例对照研究资料可整理成四格表形式，见表13-4。

表 13-4　病例对照研究资料整理表

暴露史	病例组	对照组	合计
有	a	b	$a+b$
无	c	d	$c+d$
合计	$a+c$	$b+d$	$a+b+c+d=N$

1）成组资料的 χ^2 检验：确定暴露与疾病之间是否有联系，常用四格表 χ^2 检验。

2）估计联系强度，计算 OR：OR 指病例组中暴露人数与非暴露人数的比值除以对照组中暴露人数与非暴露人数的比值。

$$比值比（OR）=\frac{a/c}{b/d}=\frac{ad}{bc}$$

（2）1∶1 配对资料的分析，先将资料列成表 13-5 的格式。

表 13-5　配对研究中疾病与暴露的关系

对照	病例		合计
	有暴露	无暴露	
有暴露	a	b	$a+b$
无暴露	c	d	$c+d$
合计	$a+c$	$b+d$	$a+b+c+d$

1）1∶1 配对四格表的 χ^2 检验：确定暴露与疾病之间是否有联系，常用四格表 χ^2 检验。

2）估计联系强度，计算 OR：

$$OR=\frac{c}{b}$$

OR 指暴露者的疾病危险为非暴露者的多少倍。当 $OR=1$ 时，表示暴露与疾病无关联；当 $OR>1$ 时，说明暴露使疾病的危险度增加，称为"正"关联，是疾病的危险因素；当 $OR<1$ 时，说明暴露使疾病的危险度减少，称为"负"关联，即暴露对疾病有保护作用。

由于 OR 为一个点估计值，受随机变异影响较大，最好同时算出可能包括真值的一个取值范围，称为可信区间。

8. 病例对照研究的设计实施流程

（1）确定研究目的和研究因素。

（2）选择研究对象。

（3）样本大小的估计。

（4）资料的收集。

（5）资料的分析。

*9. 病例对照研究中的偏倚及其控制

（1）选择偏倚：由于研究的样本代表性差，从而导致依据样本情况推测总体情况时得出错误结论。选择偏倚的控制主要是在研究设计阶段。应尽量随机选择研究对象；调查时明确规定纳入标准为新发病例；尽量选择不同病情、不同特征的患者为病例组；调查中尽量采用敏感的疾病早期检查技术。

（2）信息偏倚：常见的有回忆偏倚和调查偏倚。选择不易被人们忘记的重要指标，并重视问卷的提问方式和调查技术；规范调查研究方法、校正仪器、严格按照规定程序收集资料或采用盲法收集资料、完善质量控制方法等措施有利于减少此类偏倚。

（3）混杂偏倚：与所研究的暴露和疾病均有关的因素，如果在病例组和对照组中分布不均，就可能歪曲暴露与疾病之间的真正联系，要控制混杂偏倚，首先必须认识混杂现象及其影响，并对混杂因素采取相应的控制措施。在研究设计阶段，可通过限制研究对象的入选条件、匹配等方法对年龄、性别、职业等主要混杂因素进行控制，其他混杂因素则可以在结果分析阶段采用分析分层、多元回归分析等方法解决。

（五）队列研究

*1. 概念　队列研究又称为定群研究，它是选定暴露和未暴露于某种因素的两种人群，追踪其各自的发病结局，比较两组发病结局的差异，以验证该暴露因素与疾病的因果关系，是一种由因究果的研究方法。

*2. 队列研究的用途　队列研究可以广泛应用在病因和危险因素的研究、预后的研究以及防治效果和远期疗效的考核等。

（1）检验病因假设：可以检验一个或多个病因假设。

（2）描述疾病自然史：疾病在人群中从发病、发展至结局的自然过程称为疾病的自然史。队列研究同时观察和描述人群暴露于某因素后，从疾病的易感潜伏期、前期、期到结局的全过程。

（3）评价自发的预防效果：有时人群会自动发生由暴露状态改变为非暴露状态，而出现预防效果。

（4）预后研究：将患某病患者按不同类型分组，追踪观察并比较其预后。

*3. 队列研究的分类　根据研究对象进入队列的时间及终止观察的时间不同，可分为以下三类。

（1）前瞻性队列研究：观察开始时，病例尚未出现，需要追踪观察一段时间才能得到结局，即从现在追踪到将来。通常所指的队列研究属此类型。

（2）回顾性队列研究：指研究对象的确定和分组是根据研究开始时已获得的历史资料中的暴露情况而决定的，疾病的结局在研究开始时已经从历史资料中获得，其性质是属于前瞻性。

（3）双向性队列研究：在历史性队列研究完成之后，继续进行前瞻性队列研究。

*4. 队列研究对象的选择

（1）暴露人群的选择：可从以下三方面选择。

一般人群：选择一个地区全体人群或样本人群中的暴露者，或选择有组织的人群团体中的暴露者作暴露人群，如学生、士兵、会员等，有利于追踪观察。

职业人群：选择在某些职业中暴露于某特殊危险因子的人群作为暴露人群。此为队列研究中之首选，不仅需要的人数少，且较易发现暴露与疾病之间的关联。如研究石棉致肺癌的作用，可选择石棉作业工人作研究对象。

特殊暴露人群：选择由于特殊原因暴露于某些特殊因子的人群。如研究射线与白血病的关系，可选择原子弹爆炸的受害者或接受过放射线治疗的人。

（2）对照人群的选择：设立对照是为了与暴露人群进行比较。除了研究因素暴露与不暴露有区别外，其他特征应尽可能相同。对照可采用以下形式。

内对照：在同一社区或团体人群中选择非暴露人群作对照。

外对照：职业人群及特殊暴露人群需在该人群之外去寻找对照组，故名外对照。

*5. 队列研究的资料分析指标　在对资料进行分析前，应将收集的资料认真核对，检查资料的正确性和完整性，保证资料的真实可靠。队列研究资料可整理成表 13-6。

表 13-6　队列研究资料整理表

分组	患病	未患病	合计
暴露组	a	b	$a+b$
非暴露组	c	d	$d+d$
合计	$a+c$	$b+d$	N

表中暴露组的发病率为 $a/(a+b)$，对照组的发病率为 $c/(c+d)$。如果暴露组的发病率高于对照组的发病率，经检验差异有统计学意义，则说明暴露因素与所研究疾病有关系，且可能有因果关系，可进一步计算联系强度。

（1）相对危险度（RR）：又称为危险比或率比。RR 是暴露组发病率（或死亡率）与非暴露组发病率（或死亡率）之比。说明暴露组发病或死亡是非暴露组的多少倍。其计算公式如下：

$$RR = \frac{I_e}{I_0}$$

式中：I_e 为暴露组的发病率，I_0 为非暴露组发病率。

（2）特异危险度（AR）：又称归因危险度。AR 是暴露组发病（死亡）率与非暴露组发病（死亡）率之差。说明暴露者完全由某暴露因素所致的发病概率。其计算公式如下：

$$AR = I_e - I_0$$

RR 与 AR 同为估计关联强度的指标，但其公共卫生学意义不同。RR 说明暴露对于个体增加发生危险的倍数，具有病因学意义；AR 则是对于人群来说，暴露增加的超额危险的比例，若该人群消除暴露因素，则可以减少这一数量的疾病，具有疾病预防和公共卫生学意义。

（3）人群归因危险度（PAR）：AR 只说明暴露于某危险因素而增加的某病发病率或死亡率，PAR 则可以反映某一人群因某种暴露因素而增加的发病概率，用以估计其对整个人群的危险度。其计算公式为：

$$PAR = (I_e - I_0) = AR \times P_e$$

式中：P_e 为暴露人数占总人数的比例。

*6. 队列研究的优缺点　队列研究与病例对照研究相比，具有以下优、缺点。

（1）优点：①适合于常见病的研究；②由因究果观察，资料偏倚少，论证因果关系能力强；③可以计算发病率和相对危险度；④可同时研究一种暴露与多种疾病的关系，如在调查吸烟与肺癌关系时，可同时调查吸烟与支气管炎、肺气肿、冠心病的关系，并能了解人群疾病的自然史；⑤暴露因素的作用可分等级，便于计算剂量-反应关系。

（2）缺点：①需大样本，研究时间长，不适用于罕见病的研究；②观察时间长难以避免失访；③研究设计要求高，资料的收集与分析有一定难度，且费用高，不能很快出成果；④一次只能研究一个或一组暴露因素，有多种病因的疾病不适用此方法。

7. 队列研究的设计实施流程　不同类型的队列研究有各自的适用条件，在此介绍常用的前瞻性队列研究的设计与实施。①研究队列的选择；②确定研究因素；③结局的确定；④研究对象的选择；⑤样本含量的估计；⑥资料的收集与随访；⑦资料的分析。

*8. 队列研究中的偏倚及其控制

（1）选择偏倚：暴露组和对照组在一些影响研究结果的主要特征上不一致而产生选择偏倚。避免和减少这类偏倚应采用随机化原则选择研究对象，明确规定研究对象的入组标准和排除标准，尽量提高研究对象的应答率和依从性；进行历史性队研究时，要求目标人群的档案资料齐全。

（2）失访偏倚：队列研究由于观察时间较长，到最后观察终止时，能够分析结果的人数远少于进入观察时的人数，这种现象对研究结果的影响，称为失访偏倚。控制的方法是在研究中采取各种措施尽量提高应答率

（3）信息偏倚：随访时对疾病的诊断缺乏客观标准、缺乏特异性诊断指标、测量仪器精确性差或人为的测量偏倚等造成漏诊或误诊而导致的偏倚。控制这类偏倚的方法有培训调查员，改进测量手段，选用精确性高的仪器，加强特异性诊断和采用客观的标准，同等地对待每个研究对象，严格按照规定的标准进行测量。

（4）混杂偏倚：控制方法有在设计阶段采用限制和配比的方法，在分析阶段采用标准化方法计算发病率或死亡率。按混杂因素进行分层分析及多因素分析等。

第四节　实验性研究

（一）概述

*1. 实验性研究　是将研究对象随机分为实验组和对照组，以研究者人为控制的措施给予实验组的人群，而不给对照组的人群该措施，随访并比较两组人人群的结局。以评价该措施的效果，其特点是前瞻性、随即分组。有平行对照组，有干预措施。

* 2. 实验性研究的分类　实验性研究通常可分为以下几类。

（1）临床试验：其研究对象是以病人个体为单位进行的实验方法。病人可以是住院和未住院的病人。常用于对某种药物或治疗方法的效果进行评价。

（2）现场试验：也叫人群预防试验，是以尚未患病的人作为研究对象，常用来评价预防接种效果。为了提高试验效率，通常在高危人群中进行研究。

（3）社区试验：以社区人群为研究对象进行试验观察，常用来考核和评价某干预措施的效果。

（4）类实验：又称半实验或准实验。一个标准的流行病学实验必须具备前瞻性、随机化、设立对照组、有干预措施四个特征。如果一项实验研究缺少其中一个或几个特征，这种实验就叫类实验。如不设对照组，而是受试者自身前后对照方式的类实验，或设立对照组但分组不是随机化的类实验等。

* 3. 实验性研究的基本特征

（1）实验法：实验性研究属实验法而非观察法。

（2）前瞻性：即从一个确定的起点开始随访跟踪研究对象，如手术后或服药后等。

（3）随机化：两组研究对象是来自同一总体的抽样人群，分组时要严格遵循随机化的原则。

（4）设立对照组：必须设置平行对照组。两组除干预措施不同外，其他各方面必须与实验组相当近似或可比，这样实验结果的差别才能归之于干预措施的效应。

（5）干预措施：必须人为施加由研究者控制的干预措施。干预措施可以是某种新的治疗药物、治疗方法、疫苗接种或膳食调整等。

（二）临床试验

* 1. 概念　临床试验是按照随机的原则将试验对象分为实验组和对照组，实验组给予某种治疗措施，对照组不给该措施或给予安慰剂，经过一段时间同等地观察后评价该措施产生的效应。

2. 临床试验的基本要素　临床试验包括研究因素、研究对象和实验效应三个基本要素。

（1）研究因素：是人为施加给研究对象的，但研究对象本身所具有的年龄、性别、遗传因素、心理因素、不良行为生活方式等特征也可作为研究因素。

（2）研究对象：应根据国际疾病分类和全国性学术会议规定的诊断标准来选择患者，既有权威性，还与同类的研究结果有可比性。若无公认标准的可自行制订，应尽量采用客观指标，并规定纳入标准和排除标准。

（3）实验效应：研究因素在研究对象身上产生的效应可选择恰当的指标进行评价。常用来反映实验效应的指标有发病率、死亡率、治愈率、缓解率、复发率、毒副作用、体征的改变和实验室测量结果等。

*3. 临床试验的设计　明确研究目的，研究对象的选择，确定实验现场，样本大小的确定，随机化分组，设立对照，盲法的应用。临床试验的对照设计可分为随机对照、同期非随机对照、自身对照、历史对照及交叉设计对照。

第五节　病 因 研 究

*（一）病因的概念和类型

病因是指那些能使人们发病概率增加的因素，就可以被认为有病因关系存在；当它们当中的一个或多个不存在时，疾病频率就下降。流行病学观点认为，有四类因素在疾病病因中起作用，分别是易患因素、诱发因素、速发因素和加强因素。病因的解释包括流行病学三角、轮状模型和病因网等。

*（二）病因研究方法

实验医学、临床医学、流行病学均应用自己的方法对病因进行探讨。流行病学探讨病因是从群体水平，用疾病在人群中分布的资料进行现场观察及现场实验，最接近于人群的实际情况。流行病学形成病因假设可依据求同法、求异法、共变法和类推法，可分为四个步骤即总结现象、建立假设、检验假设和病因推导。

*（三）因果关系判断标准

（1）病因推导时，当病因与疾病有统计学联系，必须先排除虚假的联系及间接联系，进一步按病因标准判断因素联系。

（2）因果关系判断标准：时间顺序，联系的强度，剂量反应关系，联系的合理性，联系的一致性，实验证据。

第六节 循 证 医 学

*（一）循证医学的基本概念和发展简史

1. 循证医学的发展简史　1992年，加拿大学者David Sackett提出了循证医学（EBM）的概念，即遵循证据的医学。

2. 基本概念　循证医学是指任何临床的诊治决策，必须建立在当前最好的研究证据与临床专业知识和患者的价值相结合的基础上。它是把最佳研究证据与临床专业技能和患者的价值整合在一起的医学。

核心思想：任何医疗决策的确定都要基于临床科研所取得的最佳证据。

*（二）循证临床实践

临床医生在为每个患者进行诊断、治疗决策时，应尽量使用当前最佳的研究证据。获得"当前最佳研究证据"的途径有：①自己和同事的经验；②教科书和杂志；③学术会议的信息；④文献综述；⑤系统评价；⑥定期更新的电子系统评价。

*（三）系统评价

1. 概念　系统评价是根据某一具体的临床问题，采用系统、明确的方法收集、选择和评估相关的临床原始研究，筛选出合格者并从中提取和分析数据，为疾病的诊治提供科学的依据。

2. 系统评价的过程与步骤　①成立评价组；②构成研究框架；③选择评价的干预措施；④系统寻找证据；⑤评价证据质量，对证据进行总结；⑥将证据转变成建议；⑦评价、判断证据；⑧鉴别和总结研究的差距。

3. Meta分析　指采用统计方法，将多个独立、针对同一临床问题、可以合成的临床研究综合起来进行定量分析。

第七节 公共卫生监测

*(一) 公共卫生监测概述

1. 定义 连续地、系统地收集疾病或其他卫生事件的资料，经过分析、解释后及时将信息反馈和利用卫生信息的过程。公共卫生监测是制定、实施和评价疾病及公共卫生事件预防控制策略与措施的重要信息来源。

2. 目的 确定主要的公共卫生问题，掌握其分布和趋势，查明原因，采取干预措施；评价干预措施；预测疾病流行；制定公共卫生策略和措施。

3. 种类 传染病监测，非传染病监测，行为危险因素监测与健康有关问题监测。

4. 公共卫生监测的程序与评价 监测程序包括收集资料、分析资料、反馈信息和利用信息 4 个基本过程。

监测系统评价包括敏感性、及时性、代表性、阳性预测值、简便性，灵活性和可接受性。

*(二) 疾病监测

1. 概念 长期、连续、系统地收集疾病的动态分布及其影响因素的资料，经过分析将信息上报和反馈，传达给所有应当知道的人，以便及时采取干预措施并评价其效果。

2. 疾病监测的主要方法

(1) 被动监测：下级单位常规上报监测数据和资料，而上级单位被动接收。

(2) 主动监测：根据特殊需要，上级单位亲自调查收集或者要求下级单位严格按照规定收集资料。

(3) 常规报告：指国家和地方的常规报告系统，如我国的法定传染病报告系统，其漏报率高和监测质量低是不可避免的。

(4) 哨点监测：根据某些疾病的流行特点，由设在全国各地的哨兵医生对高危人群进行定点、定时、定量的监测。

3. 我国疾病监测体系 包括疾病监测信息报告管理系统、重点传染病监测系统，症状、病原体或其他致病因素监测系统，医院内感染、病原菌耐药以及出生缺陷监测系统，健康相关危险因素监测系统。

*（三）药物不良反应监测

1. 概念 药物不良反应（ADR）是指合格药品在正常用法用量下出现的与用药目的无关的或意外的有害反应。药物不良反应监测是指药品不良反应的发现、报告、评价和控制的过程。

2. 药物不良反应监测的方法 自愿报告系统、义务性监测、重点医院监测、重点药物检测、速报制度。

3. 药物不良反应因果关系评价

（1）ADR 因果关系评价准则：时间方面的联系，联系的普遍性，联系的特异性，联系强度。

（2）因果关系评价方法：根据 WHO 国际药品不良反应监测合作中心建议使用的方法，将"药品"和"不良事件"的关系分为肯定、很可能、可能、不可能、未评价、无法评价六个等级。

（3）评价目的：该药品是否会发生这种不良反应；该药品是否已经在特定患者身上发生不良反应。

模拟试题测试，提升应试能力

一、名词解释

1. 流行病学
2. 描述性研究
3. 分析流行病学
4. 实验流行病学

二、填空题

1. 在全球范围内消灭了_____成为 20 世纪流行病学的最伟大成就之一。

2. 流行病学的研究方法有_____、_____、_____、_____。

3. 描述疾病流行水平的指标_____、_____、_____。

4. 疾病分布的形式_____、_____、_____。

5. 实验流行病学研究的三个基本要素_____、_____、_____。

6. 临床试验设计的基本原则_____、_____、_____。

7. 盲法的分类_____、_____、_____。

三、选择题

1. 根据现况调查资料可计算出（　　　）

A. 发病率　　　　　　　B. 患病率　　　　　　　C. 死亡率

D. 治愈率　　　　　　　E. 病死率

2. 流行病学的研究范围是（　　　）

A. 传染病　　　　　　　B. 地方病　　　　　　　C. 传染病和地方病

D. 疾病和健康状况　　　E. 所有疾病

3. 流行病学研究方法主要是（　　　）

A. 描述性研究　　　　　B. 实验性研究　　　　　C. 理论性研究

D. 分析性研究　　　　　E. 以上均是

4. 疾病分布是指（　　　）

A. 民族分布、性别分布、职业分布

B. 时间分布、地区分布、人群分布

C. 城乡分布、年龄分布、民族分布

D. 民族分布、年龄分布、职业分布

E. 民族分布、地区分布、职业分布

5. 关于流行病学，下列哪种说法是正确的（　　　）

A. 流行病学从基因水平认识疾病

B. 流行病学从细胞水平认识疾病

C. 流行病学从群体水平认识疾病

D. 流行病学从个体水平认识疾病

E. 流行病学从流行水平认识疾病

6. 在对病因不明疾病的研究中，描述性研究的主要用途是（　　　）

A. 早期发现病人　　　　B. 早期诊断病人

C. 概括和检验病因假说　D. 描述分布，提出病因假说

E. 治疗病人

7. 对某大城市 20~25 岁妇女进行的一项现患研究发现，在服用口服避孕药者中，宫颈癌年患病率为 5/10 万，而未服用患病率为 2/10 万。据此研究

者认为，服用口服避孕药是引起宫颈癌的危险因素。此结果是（　　）

    A. 正确

    B. 不正确，因为没有区分新发病例与现患病例

    C. 不正确，因为没有进行年龄标化

    D. 不正确，因为没有作显著性检验

    E. 全部都不正确

8. 下列对病例对照研究的特点描述不正确的是（　　）

    A. 设立比较组　　　　　B. 研究方向由果及因

    C. 不适用于罕见病　　　D. 节省时间、经费

    E. 需耗费很长时间、大量经费

9. 流行病学实验研究的特点是（　　）

    A. 前瞻性　　　　　B. 设立对照　　　　　C. 随机化分组

    D. 回顾性　　　　　E. 以上均不完全正确

10. 选定暴露和未暴露于某种因素的两种人群，追踪其各自的发病结局，比较两者发病结局的差异，从而判断暴露因素与发病有无因果关系及关联程度，该研究为（　　）

    A. 队列研究　　　　　B. 病例对照研究　　　　　C. 现况调查研究

    D. 临床试验研究　　　E. 描述性研究

11. 对慢性疾病进行现况调查，最适宜计算的指标为（　　）

    A. 罹患率　　　　　B. 发病率　　　　　C. 患病率

    D. 感染率　　　　　E. 发病比

12. 在病例对照研究中，估计某因素与疾病的联系程度，应计算（　　）

    A. RR　　　　　B. RR-1　　　　　C. OR

    D. OR-1　　　　　E. P_1-P_0

13. 为了保证研究结果能够回答研究目的中提出的问题，使用的人、财、物、时间较少，结果可靠，应该做好的首要工作是（　　）

    A. 资料搜集　　　　　B. 科研设计　　　　　C. 资料整理

    D. 资料分析　　　　　E. 结果的表达

14. 衡量人群中在短时间内新发病例的频率，采用的指标为（　　）

    A. 罹患率　　　　　B. 发病率　　　　　C. 患病率

    D. 感染率　　　　　E. 发病比

15. 临床试验的基本原则是（　　　）

A. 随机化 　　　　　　B. 设立对照 　　　　　C. 盲法

D. 以上均正确 　　　　E. 以上均不正确

16. 为尽量发现病人，在制定筛选方法标准过程中，常采用（　　　）

A. 提高方法的灵敏度 　　B. 提高方法的特异度

C. 降低假阳性率 　　　　D. 提高假阴性率

E. 降低灵敏度

17. 选定有特定疾病的人群组与未患这种疾病的对照组，比较两组人群过去暴露于某种可能危险因素的比例，分析暴露于该因素是否与疾病有关，该研究为（　　　）

A. 现况调查研究 　　　B. 病例对照研究 　　　C. 队列研究

D. 实验性研究 　　　　E. 理论性研究

18. 某地区某种疾病的发病率明显超过历年的散发发病率水平，则认为该病（　　　）

A. 大流行 　　　　　　B. 散发 　　　　　　　C. 有季节性

D. 爆发 　　　　　　　E. 流行

19. 我国发生的严重急性呼吸综合征（SARS），很快波及许多省市，这种发病情况称为（　　　）

A. 爆发 　　　　　　　B. 大流行 　　　　　　C. 季节性升高

D. 周期性流行 　　　　E. 长期变异

20. 下列哪一项关于筛检的说法是正确的（　　　）

A. 从有病的人群中确诊病人

B. 从无病的人群中找出病人

C. 筛检阳性的人不需要再确诊

D. 从表面健康的人群中查出某病的可疑患者

E. 从所有的人中找出病人

21. 为了调查广州市初中生近视情况，将全市中学按照学校等级分卫好、中、差三层，每层抽出若干学校。将抽到的学校按年级分成三层，每个年级抽取若干班，对抽到班级的全体学生进行调查和检查。这种抽样方法称为（　　　）

A. 系统抽样 　　　　　B. 整群抽样 　　　　　C. 分层抽样

D. 多级抽样　　　　E. 随机抽样

22. 疫苗的预防效果的评价用下列哪种方法（　　）

A. 病例对照研究　　　B. 队列研究　　　　C. 现况调查

D. 实验流行病学研究　E. 描述性研究

23. 下列哪一项是实验流行病学研究中评价预防措施的指标（　　）

A. 保护率　　　　　　B. 有效率　　　　　C. 生存率

D. 治愈率　　　　　　E. 死亡率

24. 流行病学研究中偏倚的种类包括（　　）

A. 入院率偏倚、选择偏倚和信息偏倚

B. 失访偏倚、选择偏倚和混杂偏倚

C. 选择偏倚、信息偏倚和混杂偏倚

D. 选择偏倚、信息偏倚和失访偏倚

E. 入院率偏倚、选择偏倚和混杂偏倚

25. 反映疾病流行强度的指标有（　　）

A. 散发、流行和暴发

B. 季节性、散发和周期性

C. 长期趋势、短期波动和周期性

D. 长期趋势、流行和暴发

E. 季节性、周期性和暴发

26. 某乡 5000 户约 2 万人口，欲抽 1/5 的人口进行某病调查，随机抽取 1 户开始后，即每隔 5 户抽取 1 户，抽到的户，其每个成员均进行调查。这种抽样方法为（　　）

A. 分层抽样　　　　　B. 系统抽样　　　　C. 整群抽样

D. 简单抽样　　　　　E. 多级抽样

27. 在现况研究过程中，按照抽样方案抽中的调查对象没有找到而随意以其他人代替，从而破坏了调查对象同质性的偏倚属于（　　）

A. 选择性偏倚　　　　B. 幸存者偏倚　　　C. 回忆偏倚

D. 测量偏倚　　　　　E. 混杂偏倚

28. 1990 年 8 月，某远洋客轮上发生一起军团病爆发。船离开港口时载有 350 名乘客、50 名船员。8 月 1 日前的一周内在一次风暴中有 1/7 的乘客遇难。8 月份第一周中，船上有 30 人发生军团病，其中一半很快死亡。随后一

周内又有 20 人发病，但无死亡 8 月 7 日（8 月份第一周的最后一天）军团病的患病率是（   ）

A. 0.045　　　　　　　B. 0.075　　　　　　　C. 0.143

D. 无法计算　　　　　　E. 以上答案均不正确

29. 某地流感暴发流行，经调查该地 3789 人中当月有 837 人发生流感，这些人中有 14 人曾在一个月前发生过感冒，计算得 837/3789 = 22.1%，这个率应是（   ）

A. 罹患率　　　　　　　B. 患病率　　　　　　　C. 发病率

D. 续发率　　　　　　　E. 感染率

30. 一项雌激素与子宫内膜癌关系的配对病例对照研究，共 63 对。病例与对照均有雌激素暴露史者 27 对，均无暴露史者 4 对，病例有暴露史而对照无暴露史者 29 对，其余为对照有暴露而病例无暴露者，OR 值是（   ）

A. 10.67　　　　　　　B. 9.67　　　　　　　C. 2.24

D. 1.24　　　　　　　E. 4.47

31. 为探索新生儿黄疸的病因，某研究者选择了 100 例确诊为新生儿黄疸病例，同时选择了同期同医院没有黄疸的新生儿 100 例。然后查询产妇的分娩记录，了解分娩及产后的各种暴露情况，这种研究是（   ）

A. 病例对照研究　　　　B. 队列研究　　　　　　C. 实验研究

D. 临床随访　　　　　　E. 现场调查研究

32. 一项吸烟与肺癌关系的病例对照研究结果显示：$X^2 = 12.36$，$P < 0.05$，OR = 3.3，正确的结论是（   ）

A. 病例组肺癌的患病率明显大于对照组

B. 病例组发生肺癌的可能性明显大于对照组

C. 对照组发生肺癌的可能性明显大于病例组

D. 对照组肺癌的患病率明显小于病例组

E. 不吸烟者发生肺癌的可能性明显小于吸烟者

33. 某研究者欲研究患有轻型镰状细胞贫血的小儿，其生长发育和智力发育是否比正常小儿为差，拟采用配对病例对照研究设计，不能作为配对条件的是（   ）

A. 性别　　　　　　　　B. 民族　　　　　　　C. 血红蛋白水平

D. 胎龄　　　　　　　　E. 家庭经济状况

34. 要评价乳腺钼靶 X 线检查对女性乳腺癌的诊断效果，将该检查用于经病理检查证实的乳腺癌患者 100 人和未患乳腺癌者 100 人。结果患癌组有 95 例阳性，未患癌组有 10 例阳性。该试验的阳性预测值是（　　）

    A. 90.0%　　　　　　B. 90.5%　　　　　　C. 92.5%

    D. 94.5%　　　　　　E. 95.0%

35. 移民流行病学是对移民人群的疾病分布进行研究，以探讨病因。若移民中某病的发病率及死亡率与原居住地人群的发病率或死亡率不同，而与移民地当地居民人群的发病率及死亡率接近，则引起发病率及死亡率差别的主要原因是（　　）

    A. 遗传因素　　　　　　B. 环境因素

    C. 遗传和环境交互作用　　D. 很难判断

    E. 以上均不正确

36. 某研究经 10 年长期追踪后，发现 2000 名乙型肝炎携带者中有 70 名发生肝细胞癌，而 800 名非携带者中，只有 7 名发生肝细胞癌。携带者中发生肝细胞癌的相对危险度是（　　）

    A. 44.4　　　　　　B. 40.0　　　　　　C. 10.0

    D. 4.0　　　　　　E. 8.0

37. 某地区的某传染病已持续流行多年，今研制成一种预防该传染病的新疫苗，为观察该疫苗的预防效果，观察对象应该选择（　　）

    A. 患病率高的人群　　B. 患病率低的人群　　C. 发病率高的人群

    D. 发病率低的人群　　E. 免疫水平高的人群

38. 随机选择 5 岁组儿童 100 名进行免疫接种预防测试，观察了 8 年，结果表明有 70% 的免疫接种者未患所研究的疾病。对于此项研究叙述正确的是（　　）

    A. 该疫苗有效，因为 70% 的儿童未患此疾病

    B. 该疫苗无效，因为 30% 的儿童患了此疾病

    C. 不能下结论，因为未进行统计学检验

    D. 不能下结论，因为未设对照组

    E. 不能下结论，因为观察时间不够长

39. 某地某年用接种疫苗的方法预防流感，结果当年流感病例数明显少于往年，因此认为该疫苗预防流感有效，这个结论（　　）

A. 不正确，因为未计算发病率

B. 不正确，因为未计算相对危险度

C. 不正确，因为未做统计学显著性检验

D. 不正确，因为未排除其他因素对流行过程的影响

E. 正确，因为采取措施后流感病例数明显减少

40. 为探讨孕妇胎内 X 线照射是否对出生的婴幼儿有致白血病作用，研究者选择了 100 例有 X 线暴露史的孕妇，同期同医院无 X 线暴露史的孕妇 100 例，然后追踪两组婴幼儿的患病情况，这种研究方法是（　　）

A. 现况对照　　　　B. 横断面研究　　　　C. 队列研究

D. 病例对照研究　　E. 临床实验

41. 探讨在饮用水中加氟能否有效降低人群中龋患病率，可以采用（　　）方法进行研究

A. 描述性研究　　　B. 病例对照研究　　　C. 生态学研究

D. 队列研究　　　　E. 社区干预研究

42. 眼内压的升高是临床诊断青光眼患者的眼内压约 2.9~5.6kPa，无青光眼者的内压在 1.9~3.5kPa，若将诊断标准由眼内压 >2.9kPa 升高到 >3.5kPa，则下述正确的是（　　）

A. 灵敏度升高　　　　　　B. 特异度升高

C. 灵敏度和特异度均升高　D. 灵敏度和特异度均降低

E. 不确定，因为不知道患病率情况

43. 要评价乳腺钼靶 X 线检查对女性乳腺癌的诊断效果，将该检查用于经病理检察证实的乳腺癌患者 100 人和未患乳腺癌者 100 人。结果患癌组有 95 例阳性未患癌组有 10 例阳性。该试验的灵敏度是（　　）

A. 90.0%　　　　　　B. 90.5%　　　　　　C. 92.5%

D. 94.5%　　　　　　E. 95.0%

四、简答题

1. 试述流行病学各种研究方法及其之间的关系？

2. 发病率与患病率有何区别与联系？

3. 抽样调查时现况研究最常用的方法，为保证抽样调查结果对总体具有最佳的代表性，应注意哪些问题？

4. 无应答偏倚产生的原因有哪些？如何控制？

5. 现况研究实施的主要步骤有哪些？

6. 病例对照研究中选择病例是需遵循什么原则？不同类型的病例优缺点是什么？

7. 什么叫匹配和匹配过度？在病例对照研究中如何正确进行配比？

8. 控制队列研究中的失访偏倚，应当采取哪些措施？

9. 实验性研究与观察性研究相比较，有哪些优缺点？

10. 试述并联实验和串联实验的适用情况。

五、案例分析题

1. 某社区有 10 万人，2000 年各种原因死亡共 1000 人。该年共发生结核病 200 例，原有结核病 400 例，同年有 50 例结核病患者死亡。该社区的粗死亡率及结核病的发病率、患病率、病死率、死亡率各是多少？

2. 2001 年 1~12 月，某市口腔医院门诊进行了一项关于"吸烟与口腔黏膜白斑病关系"的病例对照研究。对照选自该口腔医院门诊的非口腔黏膜白斑病就诊者，如镶牙、补牙、洁牙、牙周炎等患者。病例和对照的配比条件：同性别，年龄相差在 2 岁以内，近 10 年来一直居住在城市的居民。结果为：病例与对照均吸烟者共 45 对；均不吸烟者 20 对；病例吸烟而对照不吸烟者共 25 对；病例不吸烟而对照吸烟者共 10 对。请回答以下问题：

（1）如何分析吸烟与口腔黏膜白斑病之间有无关联？

（2）如何计算和解释关联强度？

（3）根据这一研究结果，如何下结论？为什么？

3. 据文献报道，近年来儿童肥胖发病逐渐增多，单纯性肥胖可能导致人体功能低下，并且是高血压、冠心病等疾病的危险因素。现欲在某市某区小学生中进行抽样调查，以了解单纯性肥胖症的患病率和危险因素。该区共有 20 所小学，其中重点小学 4 所，民办小学 2 所，共有学生 18200 人，估计单纯性肥胖的患病率为 5%，调查容许误差为 0.04%。请回答以下问题：

（1）试制定切实可行的抽样调查方案。

（2）在调查过程中是否可能出现偏倚？应如何控制？

（3）如调查结果发现患单纯肥胖的儿童不爱运动、饭量较大，是否可以断定缺乏运动和摄入食物过多是导致单纯性肥胖的原因？

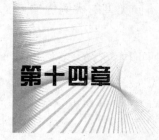

第十四章

传染性疾病的预防与控制

学习内容提炼，涵盖重点考点

第一节 传染病流行病学

*(一) 传染病和感染性疾病的定义

1. 传染病 是指由病原微生物感染人体后产生的有传染性、在一定条件下可在人群中传播疾病。

2. 感染性疾病 由于病人在治病期间，由于体质和抵抗病菌能力较差，而被感染其他疾病。

*(二) 传染病发生的条件

1. 病原体 主要取决于病原体的侵入门户、病原体的特性及病原体的变异等。

2. 宿主 抵抗力和免疫力、感染过程及感染谱。

*(三) 传染病流行过程的三个环节及影响流行过程的因素

1. 传染病流行的三个环节

(1) 传染源：是指体内有病原体生长繁殖，并能不断排出病原体的人和动物。

(2) 传播途径：主要是经空气传播、经水传播、经食物传播、经接触传播、经媒介节肢动物传播、经土壤传播、医源性传播、垂直传播。

（3）易感人群：是指有可能发生传染病感染的人群；人群作为一个整体对传染病的易感程度称为人群易感性。使人群易感性升高的主要因素包括新生儿增加、易感人口免疫力自然消退、免疫人口死亡；使人群易感性降低的主要因素包括计划免疫、传染病流行后免疫人口的增加、隐形感染后免疫人口增加。

2. 影响传染病流行过程的因素　分为自然因素和社会因素。

*（四）传染病预防控制的策略与措施

1. 预防控制策略　预防为主与社会预防；加强传染病监测；传染病的全球化控制；建立和加强传染病预警制度。

2. 预防控制措施

（1）传染病报告的病种与类别：我国 2004 年修订的《中华人民共和国传染病防治法》规定，法定报告传染病分为甲（2 种）、乙（25 种）、丙（10 种）三类共计 37 种；自 2008 年 5 月卫生部决定将手足口病纳入丙类传染病进行管理。

（2）针对传染源的措施。

（3）针对传播途径的措施主要包括消毒、杀虫和灭鼠。其中消毒又分为预防性消毒和疫源地消毒，后者依传染源的状态又分为随时消毒和终末消毒。

（4）针对易感者的措施：免疫预防、个人防护，其中免疫预防分为主动免疫和被动免疫。

*（五）新时期传染病流行特点及其防治对策

1. 新时期传染病的流行特点

（1）新发传染病病原体的不断出现以及病原体的变异，给传染病的防制带来许多问题。

（2）传染源的变化：感染谱由重度典型病例为主，向轻度非典型病例增多发展，给传染源的发现及控制造成困难；传染源流行性出现了快、远、广的特点，给传染病的传播和流行造成便利，使控制传染源的工作十分困难。

（3）传播途径的变化：传播途径的多样性、传播媒介播散的快速性增加了疫源地界定的困难，导致封锁疫区的措施难以实施且效果不明显。

（4）易感人群的变化：人口流动性增大，使计划免疫工作难于落实，易感人群的保护出现困难；人群的基础免疫水平有下降趋势，预防接种的效果受到不同程度的影响。

2. 新时期传染病的防治对策   由医学预防转变到社会预防，建立健全公共卫生体系，加强传染病的科学研究，注意科学决策与科学防治。

*（六）计划免疫的定义

计划免疫的定义是指根据某些传染病的发生规律，将有关疫苗，按科学的免疫程序，有计划地给人群接种，使人体获得对这些传染病的免疫力。从而达到控制、消灭传染源的目的。

*（七）预防接种的种类

预防接种的种类包括人工自动免疫、人工被动免疫、被动自动免疫。

*（八）计划免疫方案及疫苗的效果评价

1. 计划免疫方案   扩大免疫规划（EPI）的中心内容是：不断扩大免疫接种的覆盖面，不断扩大免疫接种的疫苗种类。我国计划免疫的工作主要内容是儿童基础免疫，2007年12月卫生部印发了《扩大国家免疫规划实施方案》。

2. 计划免疫的评价

（1）疫苗效果评价指标包括免疫学指标和流行病学效果指标。前者主要有抗体阳转率、抗体平均滴度和抗议持续时间；后者主要有疫苗保护率、疫苗效果指数。

（2）计划免疫工作考核指标包括建卡率、接种率、疫苗覆盖率、冷链设备完好率。

第二节   病毒性肝炎

（一）病毒性肝炎的流行病学分类

1. 人群分布   包括年龄、性别、家庭聚集性、职业等。

2. 时间分布　周期性、季节性。

3. 地区分布。

（二）病毒性肝炎的危险因素

病毒性肝炎的危险因素包括饮水不安全、垃圾、粪便无害化处理差、不良的行为习惯、食品污染与消毒不合格、使用不安全血液及血制品、母婴传播、性接触传播、医源性传播、日常生活传播等。

第三节　艾　滋　病

（一）艾滋病主要传播途径

本病主要经性接触、血液及母婴传播。

（二）艾滋病的危险因素

艾滋病的危险因素包括不安全性行为、静脉注射方式的药物滥用、母婴垂直传播、合并其他性传播疾病、诊疗器械污染、人口流动等。

第四节　结　核　病

（一）结核病的发病因素

结核病的发病因素包括病原体、传染源、传播途径、易感人群。

（二）结核病控制策略

1. 制订完善的结核病控制策略

2. 人群预防　包括疾病的筛检、控制传染源、切断传播途径、提高人群抵抗力、化学药物预防等。

第五节　传染性非典型肺炎

（一）传染性非典型肺炎的流行特征

（二）传染性非典型肺炎的预防

1. 控制传染源　包括疫情报告、隔离治疗、隔离观察密切接触者。
2. 切断传播途径　包括社区综合性预防、注意个人卫生、严格隔离病人。
3. 保护易感人群。

第六节　禽　流　感

（一）禽流感的流行特征

（二）禽流感的预防

1. 控制传染源　包括疫情报告、隔离治疗、隔离观察密切接触者。
2. 切断传播途径　包括社区综合性预防、注意个人卫生、严格隔离病人。
3. 保护易感人群。

模拟试题测试，提升应试能力

一、名词解释

1. 传染病
2. 潜伏期
3. 计划免疫
4. 疫源地

二、填空题

1. 构成传染病传播流行的环节有_____、_____和_____。

2. 呼吸道传染病常有_____性和_____性发病升高现象，一般在_____季多发。

3. 艾滋病主要通过三种途径传播：_____，_____，_____。

4. "五苗"接种是指_____、_____、_____、_____、_____5种疫苗。

三、选择题

1. 呼吸道传染病流行特点（　　　）

A. 在易感人群中可连续发病　　　B. 一般不易暴发流行

C. 无周期性发病变化　　　D. 无季节性发病升高

E. 一般在夏季流行

2. 我国规定的基础免疫疾病是（　　　）

A. 结核、脊灰、百日咳、白喉、破伤风、麻疹

B. 结核、脊灰、百日咳、白喉、破伤风、乙脑

C. 麻疹、脊灰、百日咳、白喉、破伤风、天花

D. 麻疹、脊灰、百日咳、白喉、破伤风、流感

E. 结核、麻疹、百日咳、白喉、天花、流感

3. 人工被动免疫的制剂是（　　　）

A. 灭活疫苗　　　B. 死菌苗　　　C. 活菌苗

D. 免疫血清　　　E. 活疫苗

4. 我国传染病防治法规定应上报的病种为（　　　）

A. 甲类、乙类 25 种　　　B. 甲类、乙类 35 种

C. 甲类、乙类和丙类 25 种　　D. 甲类、乙类和丙类 35 种

E. 甲类 25 种

5. 哪项不是接触传播传染病特点（　　　）

A. 多为散发　　　B. 流行过程较慢　　　C. 无明显季节性

D. 同一居室发病　　　E. 可通过呼吸道传播

6. 关于间接接触传染病不包括（　　　）

A. 多数肠道传染病　　　B. 部分呼吸道传染病

C. 少数生物媒介传染病　　　D. 人畜共患疾病

E. 以上都是

7. 直接接触传染病不包括 （　　　）

A. 痢疾　　　　　　　　B. 梅毒　　　　　　　C. 艾滋病

D. 淋病　　　　　　　　E. 以上都是

8. 经水传播的伤寒病潜伏期较长，病情较轻，其原因之一是 （　　　）

A. 在水中能繁殖　　　　B. 在水中不能繁殖　　C. 经水传播面广

D. 在水中能产毒　　　　E. 在水中传播快

9. 哪项不属于增加人群对传染病易感性的因素 （　　　）

A. 免疫人口死亡　　　　B. 人群免疫力消退　　C. 人口外流

D. 人群抵抗力低下　　　E. 免疫人口迁出

10. 哪项不属于保护易感人群的具体措施 （　　　）

A. 预防接触　　　　　　B. 积极治疗病人　　　C. 传染病监测

D. 传染病预测预报　　　E. 了解传播途径

11. 哪项不属于传染病的传染源管理具体内容 （　　　）

A. 早期发现、诊断、治疗病人

B. 对接触者进行检疫

C. 对某些职业人群进行定期体检

D. 从事饮食、保管人员加强卫生教育

E. 加强传染病监测

四、简答题

简述传染病及构成传染病传播流行的三环节。

第十五章

非传染性疾病的预防与控制

学习内容提炼，涵盖重点考点

第一节　心血管疾病

（一）主要慢性非传染性疾病的流行概况

（二）主要慢性非传染性疾病的防治原则

*（三）心血管疾病的危险因素

1. 生活方式与行为　如吸烟、饮酒、不良饮食、缺乏体力活动、超重与肥胖、社会心理因素、遗传因素等。

2. 疾病因素　如高血压、血脂异常、糖尿病、心脏病等。

*（四）心血管疾病的预防与控制

1. 预防策略　以社区为基础，三级预防相结合，运用健康促进策略，开展综合防治。一级预防策略包括全人群策略和高危人群策略。

2. 三级预防措施

第一级预防：开展健康教育，消除或减少危险因素；防治超重和肥胖；禁烟限酒；保持心理平衡。

第二级预防：通过普查、筛检定期健康体检、高危人群重点项目检查以及设立专科门诊，做到"三早"。

第三级预防：主要是重症抢救，合理、适当的健康治疗，预防严重并发症，降低复发率和病死率，防治伤残及促进康复。

3. 社区综合防治　综合防治是指三级预防的综合，社区健康促进、疾病防治和社区健康的综合，高危人群策略和全人群策略的综合，卫生部门与政府其他部门的综合。

第二节　恶 性 肿 瘤

*（一）恶性肿瘤的危险因素

1. 行为生活方式　吸烟、饮酒、膳食因素、社会心理、精神因素。
2. 环境因素　化学因素在各种环境致癌因素中占首位，电离辐射、紫外线长期过度照射，病毒、真菌、寄生虫等生物性致癌因素。
3. 药物
4. 遗传因素

*（二）恶性肿瘤的预防与控制

1. 第一级预防　加强妨碍健康教育，改变不良的行为和生活方式；提倡合理膳食，减少食物中的脂肪含量，控制盐腌、烟熏和亚硝酸盐处理的食物，不食霉变、烧焦或过热的食品；控制环境污染、加强职业性致癌因素的控制与消除；与生物因素有关的恶性肿瘤，可采用接种疫苗预防感染的措施。
2. 第二级预防　应用简单可靠的筛检和诊断方法，对高危人群进行预防性筛检，积极治疗癌前病变，做到"三早"。
3. 第三级预防　对于恶性肿瘤病人，提供规范化治疗方案及康复指导，尽可能解除或降低病人痛苦，延长病人寿命，提高生命质量，对晚期病人施行止痛及临终关怀。

第三节　医源性疾病

（一）医源性疾病的概念

医源性疾病是指医务人员在诊断、治疗、护理预防过程中，由于言行和措施不当等原因而造成的不利于患者身心健康的一类疾病。

(二) 医源性疾病的范围

1. 与诊断有关　医务人员的医德医术，诊断依据不足，判断失误而造成的误诊、漏诊。
2. 与治疗有关　不合理用药或用药不当发生不良反应。
3. 与预防有关　术后防护措施不当引起的感染等。
4. 医护人员用语不妥　医护人员使用医学术语不当，造成的病人心理伤害等。

(三) 医源性疾病的特点

包括广泛性、复杂性、多样性。

*(四) 医源性感染的概念

医源性感染是指病人在住院期间获得的感染，包括住院期间发生的和在医院内而在出院后发生的感染性疾病，即医院获得性感染。医院工作人员及门诊病人、探视者或陪住者在医院内获得的感染也属于医院感染。

(五) 医源性感染的类型

1. 外源性感染　病原体来自病人体外、发生于人与人之间的医院感染，通常又称为交叉感染。通过加强消毒、灭菌、隔离等措施和卫生宣传教育等工作可以预防和控制外源性感染。
2. 内源性感染　病原体来自病原人本身储菌库，又称自身感染；其发生机制较复杂，预防和控制较困难。

(六) 医源性感染的基本环节

1. 传染源　包括已感染的病人、带菌者或自身感染者、环境储源、动物感染源、各种传染病的病原体及条件致病菌。

2. 传播途径。

3. 易感人群　主要是慢性疾病导致营养不良及影响或损伤免疫功能者，使用大量激素、抗生素或免疫抑制剂者，接受损伤性诊断、治疗器械操作者。

*（七）医源性感染的影响因素

（1）病原体的特性。

（2）管理制度不严。

（3）消毒灭菌不彻底。

（4）污染物处理不当。

（5）药物诱发的感染。

*（八）医源性感染的预防控制措施

加强管理（组织管理、医院规章制度管理、消毒和灭菌管理），医院感染的监测，合理使用药物和医疗措施，宣传教育。

（九）药源性疾病的概念

药源性疾病是指在药物使用过程中，通过各种途径进入人体后诱发的生理生化过程紊乱、结构变化等异常反应和疾病，又称药物诱发性疾病，是药物不良反应的后果。药源性疾病可分为两大类，即由于药物副作用、剂量过大导致的毒性作用或由于药物相互作用引发的疾病以及过敏反应或特异反应。

（十）药源性疾病的主要原因

（1）滥用药物，尤以抗生素滥用最为明显。

（2）长期大剂量用药。

（3）不合理的联合用药，可加重不良反应，甚至危及病人的生命。

（十一）药源性疾病的预防

减少滥用药物，较少不合理联合用药，严密观察药物的疗效和不良反应，积极开展临床药学研究，坚持药物不良反应监测报告制度。

模拟试题测试，提升应试能力

一、名词解释

1. 医院性疾病

2. 医源性感染

3. 药源性疾病

二、填空题

1. 一般＿＿＿＿＿＿＿型性格特征的人易患冠心病。

2. 预防高血压主要措施有＿＿＿＿＿＿＿、＿＿＿＿＿＿＿、＿＿＿＿＿＿＿和＿＿＿＿＿＿＿。

3. 与肿瘤发病有关的行为因素有＿＿＿＿＿＿＿、＿＿＿＿＿＿＿、＿＿＿＿＿＿＿等。

4. 吸烟与＿＿＿＿＿＿＿、＿＿＿＿＿＿＿、＿＿＿＿＿＿＿等致癌物间有协同关系。

三、选择题

1. 哪项不属于冠心病分布特点（ ）

A. 世界各地发病相似 　　　　B. 随年龄增大发病增加

C. 男性发病高于女性 　　　　D. 脑力劳动发病高于体力劳动者

E. 肥胖的人发病较高

2. 哪项不属于冠心病时间分布特征（ ）

A. 气温骤降发病增高 　　　　B. 心梗多发于子夜和白天

C. 病情恶化多在冬季 　　　　D. 死亡率冬季最高

E. 夏季发病较少

3. 下列哪项不是心脑血管疾病的主要危险因素（ ）

A. 吸烟 　　　　　　B. 饮酒 　　　　　　C. 遗传

D. 体内铅蓄积 　　　E. 肥胖

4. 哪项不属于冠心病高危因素（ ）

A. 高血压 　　　　　B. 吸烟 　　　　　　C. 糖尿病

D. B 型个性特征 　　E. 饮酒

5. 心、脑血管疾病预防重点应放在（ ）

A. 二级预防 　　　　B. 一级预防 　　　　C. 一、二级预防

D. 三级预防 　　　　E. 二、三级预防

6. 预防高血压的措施下列哪项错误（ ）

A. 控制食盐量每日小于 15g   B. 控制体重防止肥胖

C. 消除紧张因素   D. 控制饮酒

E. 控制脂肪的摄入

7. 哪项不属于冠心病发病的特点（   ）

A. 世界各地发病基本一样   B. 随年龄增大发病增高

C. 脑力劳动者发病较高   D. 苗族人发病低于汉族人

E. 心梗多发于清晨

8. 脑卒中不包括（   ）

A. 脑梗死   B. 脑出血   C. 蛛网膜下腔出血

D. 脑栓塞   E. 脑缺血

9. 哪项不属于脑卒中发病特点（   ）

A. 亚洲发病高于欧洲

B. 主要老年人发病

C. 60 岁以前男性发病高于女性

D. 脑力劳动者发病低

E. 脑血栓好发于午夜

10. 心脑血管疾病的病因预防不包括（   ）

A. 改变社会经济因素   B. 改变不良行为

C. 改变不良生活方式   D. 改变不良饮食习惯

E. 改变社会文化环境

11. 对预防心脑血管疾病有益的饮食是（   ）

A. 多吃腌制食品   B. 多吃蔬菜水果   C. 多吃海产品水产品

D. 多饮茶水   E. 多饮饮料与非烈性酒

12. 为预防心脑血管疾病脂肪的热比应控制在（   ）

A. 40% 以下   B. 35% 以下   C. 30% 以下

D. 32% 以下   E. 45% 以下

13. 脑卒中、冠心病预防应从什么期抓起（   ）

A. 胎儿期   B. 老年期   C. 中年期

D. 青年期   E. 儿童期

14. 心脑血管疾病、恶性肿瘤、糖尿病和呼吸系统疾病的共同危险因素是（   ）

A. 吸烟、饮酒、不健康饮食、静坐生活方式

B. 吸烟、不健康饮食、静坐生活方式

C. 吸烟、饮酒、不健康饮食

D. 饮酒、不健康饮食、静坐生活方式

E. 吸烟、饮酒

15. 恶性肿瘤的预防重点是（　　　）

A. 一级预防　　　　　　B. 一、二级预防　　　　C. 二级预防

D. 二、三级预防　　　　E. 三级预防

16. 预防恶性肿瘤的最根本措施是（　　　）

A. 早期发现病人　　　　B. 防止环境污染　　　　C. 早期诊断治疗病人

D. 加强防癌宣传教育　　E. 增强个人防护

17. 哪项不属于恶性肿瘤预防措施（　　　）

A. 加强环境保护　　　　B. 加强卫生监督管理　　C. 注意饮食卫生

D. 积极治疗肿瘤病人　　E. 加强防癌健康教育

18. 我国城市中恶性肿瘤占首位的是（　　　）

A. 胃癌　　　　　　　　B. 肺癌　　　　　　　　C. 乳腺癌

D. 肝癌　　　　　　　　E. 膀胱癌

19. 我国农村恶性肿瘤占首位的是（　　　）

A. 乳腺癌　　　　　　　B. 肺癌　　　　　　　　C. 肝癌

D. 胃癌　　　　　　　　E. 直肠癌

20. 与遗传因素关系密切的肿瘤是（　　　）

A. 胃癌　　　　　　　　B. 肺癌　　　　　　　　C. 鼻咽癌

D. 肝癌　　　　　　　　E. 宫颈癌

四、简答题

1. 冠心病病人的危险因素是什么？

2. 冠心病病人的预防控制措施有哪些？

3. 恶性肿瘤病人的危险因素是什么？

4. 恶性肿瘤病人的预防控制措施有哪些？

5. 医源性感染的危险因素是什么？

6. 医源性感染的预防控制措施有哪些？

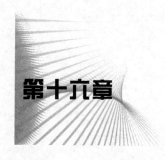

第十六章

卫生保健策略

学习内容提炼，涵盖重点考点

第一节 "2000年人人享有卫生保健"的全球战略目标

*（一）"2000年人人享有卫生保健"的含义

2000年人人享有卫生保健的战略目标，旨在改变卫生资源分配严重不公平，缩小卫生保健的差距，使人人能够享有基本卫生保健服务。

（二）"2000年人人享有卫生保健"的基本政策

（三）"2000年人人享有卫生保健"的战略目标

第二节 "21世纪人人享有卫生保健"全球卫生战略

*（一）"21世纪人人享有卫生保健"的总目标

（1）使全体人民增加期望寿命和提高生命质量。
（2）在国家间和国家内部促进卫生公平。
（3）使全体人民获得可持续的卫生服务。

（二）"21 世纪人人享有卫生保健"的具体目标

（三）"21 世纪人人享有卫生保健"的社会基础

（四）"21 世纪人人享有卫生保健"的政策基础

*（五）"21 世纪人人享有卫生保健"的基本策略

1. 与贫困做斗争
（1）减少债务，扩大对贫穷国家和人们的贷款。
（2）提高食品的安全性。
（3）改善公共卫生基础设施和基本初级卫生保健服务。
（4）控制阻碍经济发展的一些疾病。
（5）授予妇女权利。
（6）鼓励创造就业机会。
2. 全方位促进健康。
3. 部门间的协调。
4. 将卫生列入可持续发展计划。

第三节　2010 年中国卫生改革发展规划

（一）卫生事业发展改革目标

（二）主要健康指标

（三）主要疾病控制指标

（四）基本原则

（五）重点工作

（六）保障政策和措施

模拟试题测试，提升应试能力

一、名词解释

人人享有卫生保健

二、填空题

1. "2000 年人人享有卫生保健（HFA/2000）"是 1977 年第 20 届＿＿＿＿＿＿大会确定的全球卫生战略目标。

2. 发展＿＿＿＿＿＿＿事业是实施＿＿＿＿＿＿＿战略目标的＿＿＿＿＿＿＿。

3. 健康是人的＿＿＿＿＿＿＿，保证人体健康是全世界的＿＿＿＿＿＿＿。

4. 各国政府对本国人民的健康＿＿＿＿＿＿＿。

5. 2000 年全球目标要求每个国家的所有人至少已经享有＿＿＿＿＿＿和＿＿＿＿＿＿_设施。

6. 2000 年全球目标要求采取一切方法和措施通过影响＿＿＿＿＿＿＿和改善＿＿＿＿＿＿＿环境以预防和控制非传染性疾病并提高＿＿＿＿＿＿＿卫生。

7. 评价卫生保健低指标中有关明显改善儿童的营养状况的基本要求有 90% 以上新生儿出生体重达到＿＿＿＿＿＿＿g 以上和 90% 以上儿童的体重符合＿＿＿＿＿＿＿体重标准。

8. 评价卫生保健最低指标中有关改善人群营养状况中低体重儿童要降低到＿＿＿＿＿＿＿以下。

9. 有关全民获得安全卫生饮水的标准是＿＿＿＿＿＿＿和＿＿＿＿＿＿＿。

10. 制定我国预防保健战略目标的原则中有关制定预防保健指标体系的内容应包括＿＿＿＿＿＿、＿＿＿＿＿＿、＿＿＿＿＿＿、群众参与、专业人员培养、信息与监督等。

三、选择题

1. 全球卫生战略是（　　　）

A. 初级卫生战略　　　　　　B. 人人享有卫生保健

C. 发展社区卫生服务　　　　D. 提高卫生服务质量

E. 改善卫生系统的绩效

2. 21 世纪人人享有卫生保健的价值基础是（　　）

A. 健康权、发展权、公平、伦理

B. 健康权、发展权、公平、伦理、性别观

C. 健康权、性别观、公平、伦理

D. 健康权、发展权、性别观、伦理

E. 健康权、发展权、公平、性别观

3. WHO 提出"人人享有卫生保健"目标的时间是（　　）

A. 1949 年　　　　　　B. 1978 年　　　　　　C. 2000 年

D. 2005 年　　　　　　E. 2010 年

4. WHO 提出"初级卫生保健"策略是（　　）

A. 1950 年　　　　　　B. 1978 年　　　　　　C. 1980 年

D. 2000 年　　　　　　E. 2005 年

5. 下列哪项是"2000 年人人享有卫生保健"含义（　　）

A. 到 2000 年人人不再得病

B. 到 2000 年所有疾病都能得到治疗

C. 到 2000 年所有疾病都能得到预防

D. 到 2000 年人人都能健康一生

E. 到 2000 年所有疾病都能得到有效治疗和预防

四、简答题

1. 试述制定我国预防保健战略目标的原则。

2. 试述制定我国预防保健战略目标的指导思想。

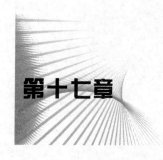

第十七章

初级卫生保健

学习内容提炼，涵盖重点考点

第一节　初级卫生保健概念

初级卫生保健又称基层卫生保健，它是最基本的、人人都能得到的、体现社会平等权利的、人民群众和政府都能担负得起的基本卫生保健服务。核心是人人公平享有，手段是适宜技术和基本药物，筹资是以公共财政为主，受益对象是社会全体成员。

第二节　初级卫生保健的原则

合理分配资源、社区参与、预防为主、适宜技术、综合利用与合理转诊。基本任务是促进健康、预防保健、合理诊疗与康复防残。

第三节　初级卫生保健的内容和意义

*（一）初级卫生保健的内容（基本任务）

根据《阿拉木图宣言》，初级卫生保健致力于解决居民中的主要卫生问题，主要包括四个方面的活动：促进健康，预防保健，合理治疗，社区康复。

*（二）初级卫生保健的意义

（1）全人类获得最高可能健康水平的关键所在。
（2）对卫生保健工作的根本性变革。
（3）社会经济发展的组成部分。
（4）社会公正的体现。

（三）初级卫生保健的工作特点

初级卫生保健工作的特点是社会性、群众性、系统性、长期性。

模拟试题测试，提升应试能力

一、名词解释

初级保健

二、填空题

1. 初级卫生保健的基本内容分_____、_____、_____和_____
四方面。

2. 2000 年人人享有保健和初级卫生保健二者是统一的，前者是_____，
后者是_____。

3. 除初级保健的 8 项任务之外，世界卫生组织在 1981 年又增加了预防和
控制_____和_____的有关内容。

4. 我国实施初级的卫生保健的基本保障有坚持_____的战略观点，建
立_____和实施初级卫生保健的_____。

5. 我国初级卫生保健的评估内容有_____、_____、_____和社
会经济。

6. 我国初级卫生保健的考核分_____和_____两种。

7. 我国初级卫生保健的定期考核是检查初级卫生保健的_____，重点
是数量和质量的_____和_____。

8. 初级卫生保健的资源保障是指保健人员的_____、_____的投
入，增加业务_____以及建立健全区域性预防保健_____。

9. 市、县级医疗预防保健组织是全市、县医疗保健工作的_____中心

和_____中心，区、乡镇级组织是全区、乡镇卫生保健工作的_____。

10. 第三级医疗预防保健网在农村为_____，在城市则为_____。

三、选择题

1. 下列哪项不属于初级卫生保健的服务（   ）

A. 人人都能到的　　　　B. 最基本的　　　　C. 特别需要的

D. 体现社会平等权的　　E. 人民群众和政府都能负担得起的

2. 不属于实施初级卫生保健原则的是（   ）

A. 合理布局　　　　B. 医疗为主　　　　C. 社区参与

D. 适宜技术　　　　E. 综合应用

3. 初级卫生保健在疾病预防和保健方面不包括（   ）

A. 传染病防治　　　　B. 慢性病管理　　　　C. 公共卫生服务

D. 健康体检　　　　E. 专科医疗

四、简答题

1. 试述初级保健的含义。

2. 简述初级卫生保健的特征。

3. 试述初级卫生保健的8项任务。

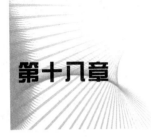

第十八章

社区卫生服务

学习内容提炼，涵盖重点考点

第一节 社区卫生服务基本概念

*(一) 人群健康及社区卫生服务的基本概念

社区卫生服务是社区建设的重要组成部分，是在政府领导、社区参与、上级卫生机构指导下，以基层卫生机构为主体，全科医师为骨干，合理使用社区资源和适宜技术，以人的健康为中心、家庭为单位、社区为范围、需求为导向，以妇女、儿童、老年人、慢性病人、残疾人、贫困居民等为服务重点，以解决社区主要卫生问题、满足基本卫生服务需求为目的，融预防、医疗、保健、康复、健康教育、计划生育技术服务功能等为一体的，有效、经济、方便、综合、连续的基层卫生服务。

(二) 发展社区卫生服务的意义

促进社会稳定、政治稳定，有利于建设和谐社会、文明社会、小康社会，密切党群、政群关系，完善卫生服务体系，解决"看病难、看病贵"，解决低保人员、弱势群体医疗救助，加强社区建设和社区服务，完善公共卫生体系，保证卫生投入的公平性和有效性，体现"以人为本"的思想。

*(三) 社区卫生实施的原则

(1) 坚持为人民服务的宗旨。依据社区人群的需求，正确处理社会效益和经济效益的关系，把社会效益放在首位。

（2）坚持政府领导，部门协同，社会参与，多方筹资，公有制为主导。

（3）坚持预防为主，综合服务，健康促进。

（4）坚持以区域卫生规划为指导。引进竞争机制，合理配置和充分利用现有卫生资源；努力提高卫生服务的可及性，做到低成本、广覆盖、高效益，方便群众。

（5）坚持社区卫生服务与社区发展相结合。保证社区卫生服务可持续发展。

坚持实事求是。积极稳妥，循序渐进，因地制宜，分类指导，以点带面，逐步完善。

第二节　社区卫生服务的特点

（一）社区卫生服务的特点

*（二）社区预防服务的定义、特点

社区预防服务是指以健康为中心、社区为范围，全人群为对象的综合性健康促进与疾病预防服务。其特点是：服务对象是全社区人群，社区内多部门合作、人人参与，目的是促进健康与预防伤害、疾病、失能和早逝。社区预防服务强调所开展的工作不仅针对疾病。更重要的是针对所有健康因素采取三级预防策略，开展社区健康促进和重点人群预防服务。

第三节　社区卫生服务的实施

（一）社区卫生服务的任务

*（二）社区预防服务的主要内容

1. 传染病预防和控制　急性传染病预防与控制；结核病、性病、艾滋病、地方病、寄生虫病防治；预防接种；病媒消毒。

2. 健康教育和健康管理　普及健康相关知识，重点人群及重点场所健康教育。

3. 慢性非传染疾病管理　信息和监测，建立家庭健康档案，对高血压、糖尿病等重点疾病定期筛选，肿瘤监测；慢性病患者管理，重点疾病患者建立档案，分级管理，定期随访与针对性指导。

4. 生命统计　出生调查统计；死因调查统计；婴儿死亡复核调查。

5. 妇幼保健　新婚和孕前保健；孕产系统保健；妇科常见疾病筛选；更年期保健；生殖保健；儿童保健。

6. 老年保健　指导老年人进行疾病预防和自我保健；健康档案动态管理，分析老年健康状况，开展有针对性的老年保健服务，开展老年慢性病防治。

7. 精神病防治　收集汇总精神病人有关资料，登记、建卡、报告；在专科医疗机构指导下，对在家居住的建卡重型精神病患者进行治疗督导、康复和管理。

8. 其他预防工作　牙病防治；眼病防治；残疾康复；计划生育技术服务。

*（三）社区诊断的概念、步骤和定性研究的主要方法

应用定性和定量的调查研究方法，对社区主要健康问题和影响因素，以及与这些问题有关的社区内的组织结构政策和资源现状进行确定的过程。社区诊断一般分为 4 个步骤：确定社区诊断所需要的资料；收集资料；整理分析资料；作出诊断。

*（四）社区预防服务的项目实施与管理

1. 制订社区预防服务计划　根据社区诊断，确定需要优先解决的健康问题，确定目标人群和预期目标，找出实现目标的策略与措施。

2. 社区预防服务计划的实施

（1）及时将社区预防服务计划发放到相关部门和负责人，强调他们承担的具体任务和目标要求，让其履行职责。

（2）督促各部门和负责人按照计划时间表开展工作，确保项目进程。

（3）及时沟通、鼓励和阶段性总结，使相关部门人员、部门获得成就感和认可感，从而更加投入地开展工作。

3. 社区预防服务项目的评估

（1）过程评价，目的是确保计划项目的实施，关注项目实施进程、任务责任人履职情况、实施者是否按计划执行措施、服务对象是否真正获益。

（2）效果评价，评价项目活动是否达到了设置的目标。

模拟试题测试，提升应试能力

一、名词解释

1. 社区卫生服务

2. Community

二、填空题

1. 社区卫生服务包括两部分，即_____和_____。

2. 实施社区卫生服务的原则是：_____、_____、_____、_____、_____。

3. 社区卫生服务的特点是：_____、_____、_____、_____。

4. 社区卫生服务是融_____、_____、_____、_____和_____为一体的，有效_____、_____、_____、_____的基层卫生服务。

三、选择题

1. 不属于实施社区卫生服务原则的是（　　　）

A. 预防为主　　　　B. 以健康为中心　　　C. 以需求为导向

D. 以人群为对象　　E. 人人参与

2. 社区卫生服务中骨干力量是（　　　）

A. 专科医生　　　　B. 专科护士　　　　　C. 全科医师

D. 全科护士　　　　E. 社区心理医生

3. 社区卫生服务包括两部分（　　　）

A. 初级保健和社区卫生　B. 专科医疗和计划免疫

C. 基本医疗和预防保健　D. 专科医疗和全科医疗

E. 全科医疗和计划免疫

4. 社区卫生服务的重点对象是（　　　）

A. 社区人口

B. 老年人、儿童和妇女

C. 老年人、儿童、妇女和慢性患者

D. 慢性病患者、残疾人

E. 老年人、儿童、妇女、慢性患者、残疾人、低收入人群

5. 社区卫生服务所提供的服务范围包括（　　）

A. 医疗服务和社区服务

B. 个人、家庭和社区

C. 预防、医疗和康复相结合

D. 健康教育和社区干预

E. 社区预防和社区医疗

6. 下列哪些不是社区卫生服务"六位一体"的综合功能（　　）

A. 专科医疗　　　　　B. 社区预防　　　　　C. 保健

D. 康复　　　　　　　E. 健康教育

7. 家庭医师应该具备的能力不包括（　　）

A. 初级卫生保健管理　　B. 特殊问题解决技能　　C. 综合服务

D. 社区为导向的服务　　E. 医疗为主的服务

8. 社区动员成败的关键有如下的因素，除了（　　）

A. 动员必要的社会资源　　B. 有效的信息传递

C. 争取跨部门的合作　　　D. 卫生部门的主导作用

E. 建立多学科的联盟

9. 社区卫生服务以（　　）

A. 专科医师为骨干　　B. 全科医师为骨干　　C. 护士为主

D. 防保医生为骨干　　E. 中医生为骨干

10. 下面哪项不是社区卫生服务的重点的人群（　　）

A. 妇女　　　　　　　B. 男性成年人　　　　C. 儿童

D. 老年人　　　　　　E. 慢性病人和残疾人

11. 社区诊断所需的信息有如下内容，除了（　　）

A. 与健康有关的问题　　　　B. 与卫生服务有关的问题

C. 当地的资源及环境情况　　D. 国家的社会制度

E. 社会经济状况和有关的政策

四、简答题

1. 社区诊断需要哪些信息？

2. 社区预防服务评价的目的是什么？

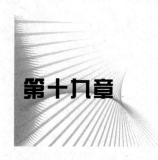

第十九章

健康教育与健康促进

学习内容提炼，涵盖重点考点

第一节　健康教育概述

*（一）健康教育的概念、特征和领域

健康教育是指通过有组织、有计划的社会和教育活动，以促进人们自觉地采纳有益于健康的行为和生活方式，消除或减轻影响健康的危险因素，预防疾病、促进健康和提高生活质量。

（二）健康教育的基本研究方法

（三）健康教育的主要内容

（1）破除迷信，崇尚科学。

（2）改水、改厕、改造不良环境。

（3）以儿童计划免疫为重点的人工免疫。

（4）食品的营养与卫生。

（5）个人卫生常识。

（6）传染病、慢性非传染疾病及地方病的防治。

（四）健康教育的重点人群

*（五）临床健康咨询的基本模式及原则

健康咨询是帮助个体及家庭改变不良行为最常用的一种健康教育方式，可帮助人们了解到自己可通过哪些努力来避免疾病的发生和提高生活质量。

1. 健康咨询的基本模式是"5A 模式"

（1）评估：是以健康状态、知识、技能、自信心为主。

（2）劝告：提供有关健康危害的相关信息，行为改变的益处等。

（3）达成共识：帮助服务对象的兴趣、能力共同设定一个改善健康/行为的目标。

（4）协助：帮助服务对象分析行为改变可能遇到的问题，协助制定正确的策略、解决问题的技巧及获得社会的支持。

（5）安排随访：明确随访的时间、方式和行动计划。

"5A 模式"是帮助/协助服务对象改变行为的一系列步骤，其实质是指导临床预防工作者怎样从事咨询服务。运用"5A 模式"进行行为改变的健康咨询时，应针对不同行为实施不同内容的干预措施。

2. 健康咨询的原则　良好关系原则、针对性原则、情感中立原则、保密性原则、参与适度原则。

第二节　健康促进概述

*（一）健康促进的定义、内涵和核心策略

1. 健康促进　是使人们提高、维护和改善他们自身健康的过程，协调人类与环境的战略，它规定个人与社会对健康各自所负的责任。

2. 健康促进实施的场所　是将干预策略付诸实施的有效途径与渠道，包括社区、学校、医院、工作场所、公共场所及居民家庭。

3. 人生三个阶段的健康促进

（1）生命培育阶段的健康促进：生命培育阶段是指从胎儿出生到 18~20 岁。该阶段的目标：确保每位母亲在适当的时间并以适当的间隔怀孕，确保

出生母亲享受到国家规定的产前保健，得到合理的营养，有安全分娩的环境；通过改善环境卫生、加强免疫接种和传染病的管理，降低婴儿死亡率和发病率；加强对儿童和青少年的健康教育，创造有利于健康安全的环境，支持青少年健康生活方式的发展，从而养成终生受益的良好习惯。

（2）生命保护阶段的健康促进：生命保护阶段是指从成年到老年之前的阶段。该阶段的目标：制定和实施综合的国家健康政策，如控制吸烟、安全生产等，保持健康的生活方式；控制主要传染病的传播，降低其发病率和死亡率；预防和延缓包括职业病在内的非传染疾病和意外损伤的发生，最大限度地使人们在老年降低免受残疾困扰；促进有利于环境的技术，有效地预防和管理与环境卫生有关的疾病和残疾；保障妇女生育健康，改善妇女更年期保健，预防和减少生殖道感染等妇女常见疾病；预防包括失明、失聪在内的残疾，并为身体缺陷、体弱和残疾者提供康复治疗，提高人们的生活质量。

（3）晚年生活质量阶段的健康促进：晚年生活质量阶段重点是指65岁以上的老年人。该阶段目标：动员全社会关心和帮助老年群体，改善老年人的健康状况和生活质量；确保卫生系统提供有组织的、持续的、所有人都可获得并负担得起的卫生服务；确保卫生系统提供有组织的、持续的。所有人都可获得并负担得起的卫生服务；提高老年人慢性病患者、残疾人及其赡养者利用治疗、保健、康复资源的能力；确保每个老年人都有权利享受高质量的生活，促进平等拥有达到理想健康状况所必需的资源；提供能改善生活质量的自然环境和社会环境。

（二）健康促进的发展

第三节　突发公共事件健康教育与健康促进

*（一）突发公共事件的概念、分类和级别

1. 概念　突发公共卫生事件是指突然发生，造成或者可能造成社会公众健康严重损害的重大传染病疫情、群体性不明原因疾病、重大食物和职业中毒以及其他严重影响公众健康的事件。

2. 分类　重大传染病疫情、各种重大急性中毒事件、群体性不明原因疾病、其他严重影响公众健康的事件。

3. 级别　共分四级，包括：Ⅰ级（特别重大突发公共卫生事件）、Ⅱ级（重大突发公共卫生事件）、Ⅲ级（较大突发公共卫生事件）、Ⅳ级（一般突发公共卫生事件）。

（二）突发公共事件的特征

突发性、群体性、后果严重性的综合性。

（三）突发公共事件的心理干预模式

*（四）突发公共事件应急处理原则与程序

1. 应急处理工作原则　①预防为主，常备不懈；②统一领导、分级负责；③依法规范，措施果断；④依靠科学，加强合作。

2. 应急调查处理程序

（1）工作准备：交通工具和通讯工具、现场采样用具、防护器材以及其他物品的准备。

（2）现场主要工作：①核实诊断；②建立病历定义；③了解发病的基本情况；④初步分析发病情况；⑤确定爆发，划定疫区；⑥提出假设，采取措施；⑦深入调查分析，验证假设；⑧采取防治措施，评价效果。

3. 医疗机构的作用　①医疗服务；②协调与联络；③信息传递。

4. 医疗机构应急反应措施

（1）开始病人接诊、收治和转运工作。

（2）协助疾病预防控制机构人员开展标本的采集、流行病学调查工作。

（3）做好医院内现场控制、消毒隔离、个人防护、医疗垃圾和污水处理工作。

（4）做好传染病和中毒病人的报告工作。

（5）对群体性不明原因疾病和新发传染病做好病例分析与总结，积累诊断治疗的经验。

（6）开展与突发事件相关的诊断试剂、药品、防护用品等方面的研究；开展国际合作，加快病源查询和病因诊断。

*（五）群体不明原因疾病的应急处理

1. 概述　群体性不明原因疾病是指一定时间内（通常是指 2 周内），在某个相对集中的区域（如同一个医疗机构、自然村、社区、建筑工地、学校等集体单位）内同时或者相继出现 3 例及以上相同临床表现，经县级及以上医院组织专家会诊，不能诊断或解释病因，有重症病例或死亡病例发生的疾病。包括 I 级（特别重大群体性不明原因疾病事件）；II 级（重大群体性不明原因疾病事件）；III 级（较大群体性不明原因疾病事件）。

2. 应急处理原则 统一领导，分级响应；及时报告；调查与控制并举；分工合作，联防联控；信息互通，及时发布。

3. 群体性不明原因爆发调查的步骤

（1）核实诊断：判断群体性不明原因疾病是否存在。

（2）病例调查，初步分析：统计发病数、死亡数、病程等指标进行分析。

（3）提出病因假设：①从临床特征、流行病学基本资料入手，寻找病因线索；②从流行病学特征入手，建立病因假设；③潜伏期和暴露日期的推算；④根据暴露于致病因子的性质、时间长短、蔓延及传播方式的差异，判断爆发类型。

（4）验证病因：①通过实验室检测验证病因假设；②通过病例对照研究等验证病因假设；③通过评价临床经验实验性治疗效果、消除传染源或污染源及保护高位人群等控制措施效果，验证病因假设。

4. 现场控制措施

（1）无传染性的不明原因疾病：①积极救治病人，减少死亡；②对共同暴露者进行医学观察，一旦发现符合本次事件病例定义的病人，立即开展临床救治；③移除可疑致病源；④尽快疏散可能继续受致病源威胁的群众；⑤在对易感者采取有针对性的保护措施时，应优先考虑高危人群；⑥开展教育健康，提高居民自我保护意识，群策能力、群防群控。

（2）有传染性的不明原因疾病：①现场处置人员进入疫区时，应采取保护性预防措施。②隔离治疗患者：治疗前注意采集有关标本。患者到达出院标准方可出院。③有爆发或者扩散的可能、符合封锁标准的，要向当地政府提出封锁建议；发生在学校、工厂等人群密集区域的，如有必要应建议停课、停工、停业。④对病人家属和密切接触者进行医学观察。⑤严格实施消毒，按照要求处理人、畜尸体，开展尸检并采集相关标本。⑥对可能被污染的物品、场所、环境、动植物等进行消毒、杀虫、灭鼠等卫生学处理。⑦疫区内家禽、家畜进行控制或捕杀。⑧开展健康教育，提高居民自我保护意识，做到群防群治。⑨现场处理结束时要对疫源地进行终末消毒，妥善处理医疗废物和临时隔离点的物品。

*（六）急性化学中毒的应急处理

1. 概述　群体急性化学中毒事故是指一种或多种有毒化学物质在生产、储存、运输和使用过程中发生泄漏、燃烧或爆炸，在短时间内损害人体健康或污染空气、水、土壤等环境，造成众多人员的急性中毒、化学损伤、残疾甚至死亡的群体性事故。分为一般性化学中毒事故、灾害性化学事故。其特点是：突然发生；扩散迅速，受害广泛；污染环境，不易洗消；危害严重。

2. 现场处理要点　①尽快疏散受害人员，使其脱离中毒事故现场；②立即采取控制措施，阻断毒源；③初步判断病因，为正确救治提供证据；④分级管理，通知医疗机构做好接诊准备；⑤向上级主管部门报告，立即成立抢救指挥部。

3. 现场急救治疗措施

（1）迅速将患者撤离中毒现场：移至上风向或空气新鲜的场所，保持呼吸道通畅，注意保暖，必要时给予吸氧。

（2）阻止毒物继续吸收：脱去被污染的衣物，用流动的清水及时反复清洗皮肤和毛发。

（3）解毒和排毒：尽早使用有效的解毒、排毒药物。

（4）对症治疗：缓解和改善毒物引起的症状，促进人体功能的恢复。

*（七）电离辐射损伤的应急处理

1. 电离辐射　是指能使物质发生电离现象的辐射，即通常所说的放射性。包括具有放射性的 X 射线、γ 射线和高速带电粒子辐射（α 粒子、β 粒子、质子）等。

2. 电离辐射事故　是指电离辐射失控引起的异常事件。其发生原因包括：放射源被盗；放射装置（特别是医用装置）应用中失控；放射性物质运输失控；废弃放射源回收中未清理完全；核设施事故、核试验使用等。电离辐射事故分为四级，包括特大事故、重大事故、较大事故、一般事故。

3. 电离辐射事故的应急处理策略　①迅速控制事故发展，防止事故扩大；②抢救事故现场受照人员；③快速进行事故后果的评价；④及时处理影响的地区环境，使其恢复到正常状态。

第四节　医院健康教育和健康促进

（一）医院健康教育和健康促进的概念

（二）医院健康教育和健康促进的作用和意义

模拟试题测试，提升应试能力

一、名词解释

1. 健康教育

2. 健康促进

3. 突发公共卫生事件

4. 群体性不明原因疾病

二、填空题

1. 健康促进的三项基本策略是_____、_____、_____。

2. 健康促进的核心策略是_____。

3. 世界卫生组织认为加强健康教育事实上_____的重要内容，又是实现_____战略目标的方法和手段。

4. 健康教育是_____需要的全民性教育，又是贯彻人类什么全过程的_____教育，是终生提高自我保健效果的重要手段和方法。

5. 健康教育的原则有_____、_____、_____、_____和_____。

6. 健康教育需要的知识技术基础有_____、_____、_____，医学统计学、影视技术和文学。

7. 健康教育的形式有_____、_____、_____、电化健康教育、综合性和系统性教育。

8. 评价健康教育效果的方法有_____、_____、_____。

9. 突发公共卫生事件应当具备三个特征_____、_____、_____。

10. 重大传染病疫情，指发生_____规定的传染病或新的传染病_____

或_____严重的疫情。

11. 突发公共卫生事件按病因可分为三类：①是_____引发的；②是_____引发的；③是_____引发的。

12. 突发公共卫生事件主要危害表现在四个方面：_____、_____、_____、_____。

13. 突发公共卫生事件预防控制工作，应当遵循_____、_____等方针。

14. 突发公共卫生事件预防控制工作，应当贯彻_____、_____、_____、_____、_____的原则。

15. 县级以上人民政府应当建立和完善突发事件_____和_____系统。

16. 对早期发现的潜在隐患以及可能发生的突发事件，应当依照_____规定的报告程序和报告时限及时报告。

17. 医院健康教育与健康促进形式分为_____、_____、_____和_____。

三、选择题

1. 进行健康教育与健康促进干预是采用哪种策略，效果将会更好（　　）

A. 社会策略　　　　　　B. 环境策略　　　　　　C. 教育策略

D. 资源策略　　　　　　E. 综合策略

2. 健康促进的基本内涵是（　　）

A. 强调改变个人的行为

B. 强调政府的作用

C. 包含个人行为和政府行为改变两个方面

D. 主要的关注点是群众的健康问题

E. 主要的关注点是个人的健康问题

3. 健康促进的核心策略是（　　）

A. 加强管理　　　　　　B. 增权与社会动员　　　　　　C. 人员培训

D. 非政府组织的参与　　E. 建立网络

4. 医疗卫生机构发现有可能为传染病暴发时，应当在几小时内向卫生行政主管报告（　　）

A. 1 小时　　　　　　　B. 2 小时　　　　　　　C. 6 小时

　　D. 12 小时　　　　　　　E. 24 小时

5. 发生或可能发生重大食物和职业中毒事件的，省、自治区、直辖市人民政府应当在接到报告多长时间内，向国务院卫生行政主管部门报告（　　　）

　　A. 1 小时　　　　　　B. 2 小时　　　　　　C. 6 小时

　　D. 12 小时　　　　　　E. 24 小时

6. 突发公共卫生事件的特征，以下哪个不是（　　　）

　　A. 突发性　　　　　　B. 公共性　　　　　　C. 危害性

　　D. 传染性　　　　　　E. 健康损害性

7. 按照国家卫生部的哪个条例，制定突发公共卫生事件的预防控制措施（　　　）

　　A.《食品卫生法》　　　　　　B.《传染病防治法》

　　C.《突发公共卫生应急条例》　　D.《职业病防治法》

　　E.《公共场所卫生管理条例》

8. 省、自治区、直辖市哪个部门制定本行政区域的突发事件应急预案（　　　）

　　A. 人民政府　　　　　　B. 卫生行政部门　　　　　　C. 医疗卫生机构

　　D. 疾病控制中心　　　　E. 卫生监督所

9. 下列哪项不属于突发公共卫生事件（　　　）

　　A. 严重空气污染　　　　B. 严重的急性食物中毒

　　C. 严重的职业中毒事件　　D. 群体性不明原因疾病

　　E. SARS 暴发流行

10. 突发公共卫生事件应急预案不包括哪些内容（　　　）

　　A. 突发事件应急处理指挥部的组成和相关部门的职责

　　B. 突发事件预测与预警

　　C. 突发事件的信息收集、分析、报告、公告制度

　　D. 突发事件应急处理技术和监测机构及其任务

　　E. 加强临床医生的作用

四、简答题

1. 突发公共事件应急处理原则与程序是什么？

2. 电离辐射损伤的应急处理方法是什么？

3. 怎样进行急性化学中毒的应急处理？

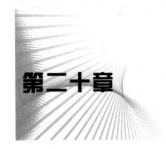

第二十章

卫生法律法规与卫生监督

学习内容提炼，涵盖重点考点

第一节　卫生法律法规

*（一）卫生法的定义

卫生法是指由国家制定或认可，并由国家强制力保证实施的，用以调整、保护人体健康活动中形成的各种社会关系的总和。

*（二）卫生法律法规的定义

卫生法律法规是指由国家制定或认可，以保护人体生命健康为目的，以权利义务为调整机制，并通过国家强制力保证实施的调整卫生社会关系的一系列法律规范的总和。

*（三）卫生法律法规的分类

其分类分别包括：禁止性规范、义务性规范、授权性规范。

*（四）卫生法的法源

其法源包括宪法、卫生法律、卫生行政法规、卫生规章、地方性卫生法规、卫生自治条例与单行条例、卫生地方规章、国际卫生条约。

*(五) 目前已颁布的卫生法律法规

1. 卫生法律   《中华人民共和国药品管理法》《中华人民共和国国境卫生检疫法》《中华人民共和国红十字会法》《中华人民共和国母婴保健法》《中华人民共和国食品卫生法》《中华人民共和国献血法》《中华人民共和国执业医师法》《中华人民共和国职业病防治法》《中华人民共和国传染病防治法》。

2. 卫生法规   《中华人民共和国国境口岸卫生监督办法》《公共场所卫生管理条例》《麻醉药品管理办法》《中华人民共和国尘肺病防治条例》《艾滋病监测管理若干规定》《女职工劳工保护规定》《医疗用毒性药品管理办法》《精神药品管理办法》《放射性药品管理办法》《中华人民共和国药品管理法实施办法》等。

第二节   卫 生 监 督

*(一) 卫生监督的概念

卫生监督是国家管理卫生事务的重要形式,是法制建设的重要组成部分。

*(二) 卫生监督的分类

1. 根据卫生监督行为性质的分类   羁束卫生监督行为、自由裁量卫生监督行为、依职权卫生监督行为、依申请卫生监督行为、要式行为、非要式卫生监督行为。

2. 根据卫生监督过程的分类   预防性卫生监督、经常性卫生监督、应急性卫生监督。

*(三) 卫生监督执法

卫生行政执法的步骤或程序可分为:卫生行政许可、卫生行政监督检查、卫生行政处罚、卫生行政强制执行。

模拟试题测试，提升应试能力

一、名词解释

1. 卫生法

2. 卫生法律法规

3. 卫生监督

二、填空题

1. 卫生行政法规是指＿＿＿＿＿＿及＿＿＿＿＿＿制定并颁布实施的各种＿＿＿＿＿＿。

2. 我国现行卫生标准的种类有＿＿＿＿＿＿、＿＿＿＿＿＿、＿＿＿＿＿＿、学校卫生标准及其他卫生标准。

三、选择题

1. 卫生法律法规的性质包含的是（　　　）

A. 意志性和规律性　　　B. 社会性和阶段性　　　C. 利益性

D. 正义性　　　　　　　E. 以上都是

2. 卫生监督的特征包括（　　　）

A. 保护性　　　　　　　B. 行政性　　　　　　　C. 职能性

D. 程序性　　　　　　　E. 以上都是

3. 卫生行政执法的步骤或程序有（　　　）

A. 卫生行政许可　　　　B. 卫生行政监督检查　　　C. 卫生行政处罚

D. 卫生行政强制执行　　E. 以上都是

四、简答题

1. 目前已颁布的卫生法律法规有哪些？

2. 试述卫生监督执法。

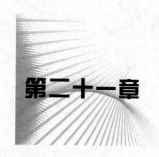

第二十一章

临床预防服务

学习内容提炼，涵盖重点考点

第一节　临床预防服务概述

*（一）临床预防服务与健康管理的定义

1. 临床预防服务　是指由医务人员在临床场所（包括社区卫生服务工作者在家庭和社区场所）对健康者和无症状"患者"的健康危险因素进行评价，实施个体的预防干扰措施来预防疾病和促进健康。

2. 健康管理　是通过对个体和群体的健康状况进行全面监测、评估及预测，向人们提供有针对性的健康咨询和指导，并制订相应的健康管理计划，协调个人、组织和社会的行动，针对各种健康危险因素进行系统干预和管理的过程。健康管理的目的是控制可变的健康危险因素，降低慢性非传染性病的患者率和致残率，不断提高人们的生命质量。

*（二）临床预防服务的内容、意义与实施原则

1. 临床预防服务与健康管理的内容　主要有健康咨询、疾病筛选、免疫接种和化学预防等。

2. 临床预防服务与健康管理的意义　①有助于控制慢性非传染疾病和减少医疗费；②有助于延长健康寿命，提高生命质量；③解决卫生服务面临的矛盾和挑战。

3. 临床预防服务与健康管理实施的原则　①收集个人健康相关要全面翔

实；②服务对象参与制订临床预防服务和健康管理计划；③突出健康教育和健康咨询的先导作用；④强化个体健康自我管理意识；⑤临床预防服务和健康管理服务要具有针对性。

*（三）健康危险因素概念

健康危险因素是指能使疾病和死亡发生的可能性增加的要素，或者是使健康不良后果发生概率增加的因素。

*（四）健康危险因素收集及危险度评估

1. 健康危险因素收集　危险因素询问的主要内容、危险因素询问的主要技巧。

2. 健康危险因素评估　是研究危险因素与慢性病发病及死亡之间数量依存关系及其规律性的一种技术方法。研究人们生活在危险因素的环境中发生死亡的概率，以及当改变不良行为、消除或降低危险因素时，可能延长寿命。

*（五）健康维护计划的概念

健康维护计划是指在特定的时期内，依据服务对象的年龄、性别以及具体的危险因素等而计划进行的一系列干预措施。计划应用明确服务的内容和起止时间。

*（六）健康维护计划的制订原则及实施

1. 健康维护计划的制订

（1）选择适宜的干预措施：根据服务对象的性别、年龄、危险度评估结果等信息，确定具体的干预措施，包括健康咨询指导、疾病的早期筛选、免疫接种、慢性病管理以及随访等。

（2）确定干预和随访的频率。

2. 健康维护计划实施

（1）建立流程表，包括健康指导、疾病筛选、免疫接种三个部分。

（2）单项健康危险因素干预计划，如静坐生活方式者的体力活动促进计划、吸烟者的戒烟计划、肥胖者的体重控制计划等。

第二节   健康相关行为干预

*（一）行为的概念

行为是个体对内在刺激和外部条件的响应或反应。

*（二）行为与健康的关系及健康相关行为

1. 促进健康的行为   个体或群体表现出的、客观上有益于自身和他人健康的一组行为，可分为 5 类：基本健康行为、戒除不良嗜好行为、预警行为、避开环境危害行为、合理利用卫生服务行为。

2. 危害健康的行为   偏离个人和他人乃至社会的健康期望。客观上不利于健康的一组行为，可分为 4 类：不良生活方式与习惯、致病行为模式、不良疾病行为、违反社会法律和道德的危害健康行为。

*（三）影响健康行为的因素

影响健康行为的因素包括：倾向因素、强化因素、促成因素。

*（四）健康信念模式、行为改变阶段模式、社会认知理论及格林模式

第三节   吸烟的控制

*（一）吸烟的主要危害

*（二）烟草使用的人群基本结构及预防与控制目标

推迟，若戒烟者有吸烟的想法，尽可能推迟吸烟的时间；躲避，看到别人吸烟时，尽可能避开；回避，回避吸烟的动机；分散，分散注意力；支持，争取周围同事、朋友、家庭和社会的支持。

*（三）适合于社区的控烟策略与措施

执行有关政策和创建控烟的社区环境；加强监控教育；改变个人行为和

提高个人技能；开展社区活动，争取政府和非政府组织支持，争取有影响力的公众人物、医生、教师、学生、家长、妇女、烟民的广泛支持和参与，开展无烟家庭、无烟单位、无烟场所、世界无烟日活动。

*（四）临床场所医生日常诊疗时的戒烟策略及措施

快速干预戒烟的策略及措施，主要是遵循健康咨询"5A 模式"的"5A 戒烟法"；强化干预包括咨询及行为干预、药物治疗。

第四节　体力活动促进

*（一）静坐生活方式概念及其危害

静坐生活方式是指在工作、家务、交通行程期间或在休闲时间内，不进行任何体力活动或仅有非常少的体力活动。

*（二）体力活动促进的策略及措施

1. 健康教育信息策略及措施　利用各种媒体及公益活动、现场讲座等，在社区内传播体力活动促使健康的信息和静坐生活方式对健康的危害；在社区人群集中出入的场所定点宣传，鼓励人们爬楼或积极参加的体育锻炼。

2. 社会和行为策略及措施　"全民健身计划"策略，"全身健身宣传周活动"措施，大中小学生开设体育课程；社区定期开展以家庭为单位的体育或健身活动比赛，建立社区锻炼小组等；针对个体进行健康维护，促使静坐生活方式的改变。

3. 环境改善和政策干预　在社区创造适宜开展体力活动的场所，安装锻练器材；在工作环境促使人们进行适度的体力活动，如规定三层以下不得使用电梯、每天固定时间集体健身操、办公室提供跳绳等简便运动器材。

模拟试题测试，提升应试能力

一、名词解释

1. 临床预防服务

2. 健康管理

3. 健康危险因素

4. 健康维护计划

5. 行为

6. 静坐生活方式

二、选择题

1. 对临床预防服务的概念阐述最准确的是 （　　　）

A. 临床环境下的第三级预防服务

B. 社区卫生服务机构的治疗服务

C. 临床环境下的常规治疗服务

D. 临床环境下的第一级预防与第二级预防的结合

E. 由公共卫生人员负责执行

2. 临床预防服务和健康管理的对象是 （　　　）

A. 患者　　　　　　　　　B. 健康者

C. 健康者和无症状"患者"　D. 病人和无症状"患者"

E. 健康者"亚健康者"

3. 临床预防服务与健康管理实施的原则不包括 （　　　）

A. 全面翔实地收集个人健康相关信息

B. 服务对象参与制订计划

C. 坚持诊断与治疗明确的原则

D. 突出健康教育和健康咨询的先导作用

E. 强化个体健康自我管理意识

4. 关于化学预防方法，错误的是 （　　　）

A. 对婴幼儿补充叶酸降低发生神经管缺陷的风险

B. 对育龄或怀孕妇女和幼儿补充含铁物质降低发生缺铁性贫血的危险

C. 绝经后妇女用雌激素预防骨质疏松

D. 在缺氟地区补充氟化物降低龋齿发病率

5. 健康危险因素作用的特点不包括 （　　　）

A. 潜伏期　　　　　　　B. 联合作用明显　　　　　C. 特异性强

D. 特异性弱　　　　　　E. 广泛存在

6. 健康维护计划执行（　　　）后就需要进行定期随访

A. 1 个月　　　　　　　B. 2 个月　　　　　　　　C. 3 个月

D. 4 个月　　　　　　　E. 5 个月

7. 对于有戒烟意愿的吸烟者，临床医生应该立即采取的措施是（　　）

A. 提供强化干预服务　　B. 帮助确定戒烟日期

C. 帮助确定随访时间　　D. 宣传戒烟的好处

E. 提供戒烟药物

8. 健康教育的核心是（　　）

A. 开展个体或群体的病因预防

B. 疾病的早期发现、早期诊断、早期治疗

C. 防止并发症，促进康复

D. 促进个体或群体改变不良行为与生活方式

E. 积极治疗，促进康复

9. 下列不属于健康危险因素的是（　　）

A. 喜食腌制食品　　　B. 经常食用油炸食品　　　C. 高血压家族史

D. 适量运动　　　　　E. 大量饮酒

10. 进行健康教育效果最好、时机最佳的理想场所是（　　）

A. 社区　　　　　　　B. 工作场所　　　　　　C. 公共场所

D. 居民家庭　　　　　E. 学校

11. 导致失能和早死的主要原因是（　　）

A. 吸烟　　　　　　　B. 酗酒　　　　　　　　C. 吸毒

D. 性乱　　　　　　　E. 网络成瘾

12. 一般将危害健康的行为分为 4 类，即（　　）

A. 不良生活方式与习惯、致病行为模式、不良疾病行为、过多接触有害
　　环境行为

B. 高危险行为、致病行为模式、预警行为、日常危害健康行为

C. 不良生活行为、预警行为、致病行为模式、不良疾病行为

D. 不良疾病行为、违法乱纪行为、预警行为、致病行为模式

E. 不良生活方式与习惯、致病行为模式、不良疾病行为、违反社会法律
　　与道德的行为

13. 体力活动的推荐标准是：每个成年人在一周的每一天或绝大部分天
内都应该有累计（　　）的中等强度的体力活动

A. 10 分钟　　　　　　B. 20 分钟　　　　　　C. 30 分钟

D. 50分钟   E. 60分钟

14. 社区预防服务项目启动于（   ）

A. 社区诊断   B. 社区动员   C. 制订计划

D. 实施计划   E. 评估项目

15. 社区预防服务的对象是（   ）

A. 全社会的儿童和老人   B. 全社区的体检人员

C. 全社区的病人   D. 未住院的病人

E. 全社区的人群

16. 关于社区优先解决的健康问题，其确定原则是问题的（   ）

A. 重要性   B. 可行性   C. 可改变性

D. 可行性和可改变性   E. 重要性和可改变性

17. 社区生命统计的死因调查是要掌握（   ）的信息

A. 社区全部死亡者   B. 社区成员在医院死亡者

C. 社区成员在家死亡者   D. 社区全部死亡者家庭

E. 社区婴儿死亡复核调查

18. 社区动员是（   ）

A. 健康教育的过程

B. 健康知识宣传的过程

C. 发动社区成员广泛参与过程

D. 健康促进的过程

E. 健康人们自我保健的过程

19. 社区诊断是（   ）

A. 对社区内健康问题进行诊断

B. 对社区的患者进行诊断

C. 对社区突发公共卫生问题进行调查

D. 对社区突发公共卫生问题进行处理

E. 对社区成员进行健康体检

三、简答题

1. 请说明行为与健康的关系。

2. 简述吸烟的主要危害、控烟的有效策略及措施。

3. 简述静坐生活方式的危害、体力活动促进策略及措施。

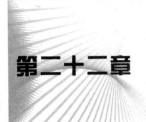

第二十二章

医院安全管理

学习内容提炼，涵盖重点考点

*(一) 医院常见的有害因素及其来源

1. 医院专业因素　技术性有害因素、药物性有害因素。
2. 医院环境因素　医院感染、射线损伤、设施安全、环境污染、食品安全。
3. 医院管理因素。
4. 医院社会因素。

*(二) 患者安全及其防范措施

(1) 建立医疗质量保障体系。
(2) 制定并严格执行各种安全相关制度。
(3) 采取措施预防错误的发生。
(4) 建立报告制度。
(5) 提高患者接受医疗服务过程的安全性。

*(三) 医务人员安全及其防范措施

1. 医源性安全事件的防范措施　①要加强医务人员职业安全教育；②要强化个人标准预防；③要做好医务人员职业安全管理。
2. 医院工作场所暴力时间的防范措施　①要改善医患关系；②要改善卫生场所的环境设计；③开展"医院场所暴力的预防训练项目"；④强化政府的职能和媒体的公正宣传。

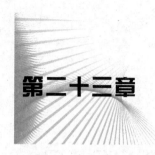

第二十三章

卫生服务体系与卫生管理

学习内容提炼，涵盖重点考点

第一节 卫生系统及其功能

*(一) 卫生系统与卫生体系的定义

1. 卫生系统 是指在一定的法律和规章制度所规定的范围内，提供以促进、恢复和维护健康为基本目标的活动的总体。狭义的卫生系统也可以看作是在一定法律和政策的框架内的组织网络。旨在组织、分配和利用现在的社会资源为全社会提供卫生保健服务，通过保证公平、效益和效果平衡，卫生机构与服务人群的互动，实现维护人民的健康和提高生活质量的目的。我国的卫生系统由卫生服务、医疗保障和卫生执法监督三部分组成。

2. 公共卫生体系 是指为实现公共卫生使命所组成的政府机构和社会组织，主要包括各级政府的公共卫生机构、医疗保健服务提供系统、社区、企事业单位、大众传媒和学术研究机构等。

*(二) 卫生系统的功能和目标

世界卫生组织把卫生系统的功能归纳为三项：卫生服务提供、公平对待所有人和满足人群非卫生服务的期望。与其相对应的卫生系统目标有三个：①提高所有服务人群的健康水平；②对人们的某些期望予以满足，即反应性；③能够保障就医者的经济开支不至于过高，即筹资的公平性。

1. 提高所有服务人群的健康水平　在卫生服务的提供中，需要了解和分析卫生服务的需要、卫生服务的需要以及卫生服务的利用。卫生服务需要是依据人们的实际健康状况与"理想健康状态"之间存在差距而提出的对预防、保健、医疗、康复等服务的客观要求。卫生服务需求是从经济和价值观念出发，在一定时期内、一定价格水平上人们愿意而且有能力消费的卫生服务量。卫生服务是指利用卫生服务的数量（即有效需求量）。

2. 反应性　是指卫生系统在多大的程度上满足了人们对卫生系统中改善非健康方面的普遍的、合理的期望。反应性测量分为"对人的尊重"和"以卫生服务对象为中心"两个部分，共 7 个领域。对"人的尊重"的内容包括尊严、自主性、保密性和交流等；"以卫生服务对象为中心"包括及时、基础设施质量、选择卫生机构和人员、社会支持网络等。

3. 卫生领域中的公平性　是指生存机会的分配应以需要为导向，而不是取决于社会特权或者收入差异。要达到卫生服务公平性，就要在卫生服务资源的分布、卫生服务的利用以及卫生费用的筹资方面实现公平，最终追求健康水平的公平分布。

*（三）公共卫生的定义、使命、体系及其功能

1. 公共卫生的定义　公共卫生就是组织社会共同努力，改善环境卫生条件，预防控制传染病和其他疾病流行，培养良好卫生习惯和文明生活方式，提供医疗服务，达到预防疾病，促进人民身体健康的目的。

2. 体系及其功能　公共卫生体系的功能分为 6 个部分：①预防疾病的发生和传播；②保护环境免受破坏；③预防意外伤害；④促进和鼓励健康行为；⑤对灾难做出应急反应，并帮助社会从灾难中恢复；⑥保证卫生服务的有效性和可及性。政府部门的公共卫生机构履行三大公共卫生职能：评估、政策研制和保障。

*（四）医疗保健体系的定义

医疗保健体系是指向居民提供医疗保健和康复服务的医疗机构和有关保健机构组成的系统。

*(五) 医疗保健的功能及基本要求

1. 功能　通过为居民提供医疗、保健和康复服务，达到如下的目的：①延长寿命；②增进个体的功能；③缓解病人及其家庭因健康问题带来的心理压力；④解释病人及其家庭及其家庭有关的健康和医学问题；⑤为病人提供有关预后的咨询；⑥为病人及其家庭提供相关的支持和照料。

2. 医疗保健的基本要求　良好医疗保健的基本要求简称为"7A3C"，包括可供性、适量性、可及性、可接受性、适宜性、可评估性、责任性、综合性、完整性、连续性。

第二节　医疗保险

*(一) 医疗保险的概念、特点

医疗保险是将多种渠道的经费（保险费）集中起来形成基金（医疗保险基金），用于补偿个人（被保险人）因病或其他损伤所造成的经济损失的一种制度。医疗保险的特点：保障对象的广泛性，补偿形式的特殊性，运行机制的复杂性，保险风险的难控制性。

*(二) 主要医疗保险模式及我国医疗保障体系

1. 主要医疗保险模式　医疗保险模式按医疗保险基金筹集方式，主要可分为国家医疗保险、社会医疗保险、储蓄医疗保险和商业医疗保险等模式。

（1）国家医疗保险模式：是指医疗保险基金主要由国家财政预算支出，通过各级政府将医疗保险基金有计划地拨给有关部门或直接拨给医疗服务提供方，医疗卫生机构以公有制为主，医务人员为国家公职人员。提供的医疗服务基本上是免费的，其保险对象为全体公民。

（2）社会医疗保险模式：是国家通过立法强制建立实施的一种社会保险制度。医疗保险基金的来源主要是由雇主和雇员按一定比例缴纳，政府适当补贴。当参保者因疾病需要医疗服务时，由社会医疗保险机构支付一定医疗费用。

（3）商业医疗保险模式：是由商业保险公司承办，以营利为目的的一种医疗保险形式，主要通过市场机制筹集费用和提供服务。本模式医疗保险的资金主要来源于参保者个人或雇主通过自愿购买医疗保险项目或险种来筹集，不带有强制性。

（4）储存医疗保险模式：是一种通过立法，强制劳方或劳资双方缴费，以雇员或家庭的名义建立保健储蓄账户，并逐步积累，用以支付个人及家庭成员日后患病所需医疗费用的一种医疗保险制度，是强制储蓄保险的一种形式。

2. 我国医疗保障体系　我国的医疗保障体系主要包括基本医疗保险、补充医疗保险、商业医疗保险、社会医疗救助以及特殊人群医疗保障的多层次医疗保障体系，以满足不同人群对医疗消费的需求。

（1）城镇职工基本医疗体系保险：主要覆盖城镇所有用人单位和职工个人双方共同缴纳。保障范围是基本医疗。

（2）城镇居民基本医疗保险：参保范围覆盖不属于城镇职工基本医疗保险制度覆盖范围的中小学阶段的学生（包括职业高中、中专、技校学生）、少年儿童和其他从业城镇居民。资金筹集原则是自愿参加，保险费以家庭交费为主，政府给予补助。保障范围是重点用于参保居民住院和门诊大病医疗支出。

（3）补充医疗保险：是由单位、企业或特定人群，根据自己的经济承担能力，在基本医疗保险制度基础上自愿参加的各种辅助性的医疗保险，其主要解决参保人员基本医疗保险支付范围以外的医疗费用。

（4）商业医疗保险：是由商业保险公司开办，以营利为目的，参保人员自愿参加的一种医疗保险制度。

（5）社会医疗救助：是在政府支持下，依靠社会力量建立的针对特殊困难群体的医疗费用实施救助的制度，是多层次医疗保障体系的重要组成部分。

（6）新型农村合作医疗：是由政府组合、引导、支持，农民自愿参加，个人、集体和政府多方筹资，以大病统筹为主的农民医疗互助共济制度。

*（三）　医疗费用控制供方措施、控制需方措施及第三方管理措施

医疗保险的费用控制措施包括控制医疗服务供方的措施、医疗服务需方的措施和第三方（医疗保险管理方）的管理措施。

1. 控制医疗服务供方的措施　主要是改变费用支付方式。

2. 控制医疗服务需方的措施　主要是通过费用分担的方式，促使需方增加费用意识，主动控制医疗费用的不合理利用，包括起付水平、共付比例以及封顶线。

3. 第三方的管理措施　主要通过开展医疗保险监督来规范单位和个人的参保就医行为，医疗机构和药店的服务行为，以及医疗保险管理和经办机构的保险服务行为。

第三节　卫生政策与卫生资源配置

*（一）政策、公共政策和卫生政策的概念

1. 政策　是由政治家及具有立法权者制定而由行政人员执行的法律和法规。

2. 公共政策　是政府为解决社会发展中的重大问题而实施的管理手段；是政府从自身利益和公众利益出发进行的具体管理；是政府为主的由各种利益个体和群体参与的管理活动。

3. 卫生政策　国家为维护居民健康而制定的卫生工作主要目标、任务和行动准则。

*（二）卫生政策的特点、功能、制定

1. 特点　①跨学科性；②实践性；③兼具指令性和指导性；④周期性；⑤潜在的价值取向性。

2. 功能　①导向功能；②约束功能；③协调功能。

3. 制定科学程序的7个逻辑相关步骤　①政策问题确认；②政策问题根源分析；③政策研制；④可行性论证；⑤政策执行；⑥政策评估；⑦确定政策去向。

*（三）区域卫生规划的概念、目标、特点和意义

区域卫生规划是在一个特定的区域范围内，根据其经济发展、人口结构、地理环境、卫生与疾病状况、不同人群需求等多方面因素，来确定区域卫生发展方向、发展模式与发展目标，合理配置和培植卫生资源，合理布局不同

层次、不同功能、不同规模的卫生机构，使卫生总供给与总需求基本平衡，形成区域卫生的整体发展。

*（四）卫生资源配置的概念

卫生资源配置是指政府或市场如何使卫生资源公平且有效率地在不同的领域、地区、部门、项目、人群中分配，从而实现卫生资源的社会和经济效益最大化。

*（五）卫生资源的特性

*（六）卫生资源的配置原则

（1）卫生资源的优化配置与国民经济和社会发展相适应。
（2）兼顾公平与效率。
（3）重点倾斜兼顾全局。
（4）坚持按投入产出原则配置卫生资源。

模拟试题测试，提升应试能力

一、名词解释

1. 卫生系统
2. 卫生体系
3. 公共卫生
4. 医疗保健体系
5. 医疗保险
6. 公共政策
7. 卫生政策
8. 卫生资源配置

二、选择题

1. 我国的卫生事业的性质是（　　）

A. 政府实行福利政策的事业

B. 政府实行的社会公益事业

C. 政府许可的盈利性的事业

D. 政府实行一定福利政策的社会公益事业

E. 政府通过购买形式为人民提供服务的事业

2. 卫生系统的功能有（　　　）

A. 卫生服务提供

B. 卫生服务提供、医疗保障与卫生执法监督

C. 卫生服务提供与满足人群非卫生服务的期望

D. 医疗服务、疾病预防与医疗保障

E. 卫生服务提供、公平对待所有人与满足人群非卫生服务的期望

3. 卫生系统反应性的测量包括（　　　）

A. 对人的尊重

B. 对人的理解

C. 以卫生服务对象为中心

D. 对人的尊重和以卫生服务对象为中心

E. 对人的理解和以卫生服务对象为中心

4. 卫生行政组织的基本职能不包括（　　　）

A. 准入　　　　　　　B. 卫生规划　　　　　　　C. 医院内部质量管理

D. 卫生经济调控　　　E. 促进公平竞争

5. 卫生服务需要的形成必须具备的条件是（　　　）

A. 消费者的购买愿望　B. 消费者的支付能力

C. 消费者的健康状况　D. 消费者的健康状况和购买愿望

E. 消费者的购买愿望和支付能力

6. 关于卫生服务利用，错误的是（　　　）

A. 是需要者实际利用卫生服务的数量

B. 是人群卫生服务需要量和卫生资源供给量互相制约的结果

C. 直接反映卫生系统为人群健康提供卫生服务的数量和工作效率

D. 间接反映卫生系统通过卫生服务对居民健康状况的影响

E. 可以直接用于评价卫生服务的效果

7. 下列哪种卫生服务需求是最合理的（　　　）

A. 一人劳保，全家劳保　B. 医务人员诱导的需求

C. 由需要转化的需求　　　D. 病人要求但医生认为是不必要的要求

E. 医生创始给医生做不必要的检查

8. 在卫生系统反应性的 7 个领域中，最为重要的是（　　）

A. 尊严　　　　　　　B. 自主性　　　　　　C. 保密性

D. 非群众性卫生组织　E. 社会支持网络

9. 我国卫生机构可分为卫生行政组织、卫生事业组织和（　　）

A. 卫生专业组织　　　B. 卫生管理组织　　　C. 非官方卫生组织

D. 群众性卫生组织　　E. 医疗组织

10. 良好医疗保健中的可及性是指（　　）

A. 当人们需要医疗保健时所能提供服务的程度

B. 拥有的医务人员和医疗设备能满足社区医疗保健需要和需求能力

C. 在地理、物质和经济上能得到医疗保健的程度

D. 所提供的服务是否由合适的医务人员在合适的场所实施

E. 保证病人在医疗保健过程中得到全程连续性的管理

11. 实现"人人享有卫生保健"目标关键的措施是（　　）

A. 发动整个社会广泛参与　　B. 实施初级卫生保健

C. 初级卫生保健　　　　　　D. 预防接种

E. 农村合作医疗

12. 人人享有卫生保健的含义并不是指（　　）

A. 医护人员将为世界上每一个治愈全部疾病

B. 卫生保健进入家庭、学校、工厂和社区

C. 运用更好的方法去预防疾病，减轻不可避免的疾病和伤残的痛苦

D. 不同国家、地区或人群间，能均匀地分配卫生资源

E. 使个人和家庭享受到基本卫生保健服务

13. 不属于初级卫生保健服务的是（　　）

A. 健康教育和健康促进　　B. 预防接种服务

C. 基本治疗　　　　　　　D. 专科治疗

E. 社区康复

14. 我国卫生发展战略在卫生服务模式上，强调（　　）

A. 积极发展综合医院服务　　B. 积极发展社区服务

C. 积极发展全方位的卫生服务　D. 积极发展优质门诊服务

E. 积极发展专科服务

15. 政府部门的公共卫生机构需要履行的公共卫生职能是 (　　)

A. 疾病控制、监测和监督

B. 计划免疫、儿童保健和环境卫生

C. 评估、政策研究和保障实施

D. 医疗保健、妇幼卫生和监测

E. 评估、监测和实施

16. 我国农村三级防护网，服务面覆盖了占中国人口(　　)的农村地区

A. 90%　　　　　　　　B. 80%　　　　　　　　C. 70%

D. 60%　　　　　　　　E. 50%

17. 爱国卫生运动的基本方针，不包括 (　　)

A. 政府组织　　　　　　B. 地方责任　　　　　　C. 部门监督

D. 群众动手　　　　　　E. 科学治理

18. 以下不属于国家医疗保险模式优点的是 (　　)

A. 资金来源稳定

B. 医疗保险覆盖面广

C. 社会共济能力强

D. 医疗服务和预防服务能够得到充分保障

E. 有利于控制医疗费用的增长

19. 不属于国家医疗模式的国家有 (　　)

A. 英国　　　　　　　　B. 加拿大　　　　　　　C. 德国

D. 丹麦　　　　　　　　E. 瑞典

三、简答题

1. 讨论卫生服务需要、卫生服务需求和卫生服务利用的关系。

2. 谈谈你对卫生系统反应性的理解和体会。

3. 为什么说医疗保健服务提供系统也属于公共卫生体系的一部分？谈谈医疗保健服务提供系统在保障人群健康中的作用。

4. 社区服务与一般医院服务的主要区别有哪些？

5. 试述社会医疗保险模式的优缺点。

6. 在医疗保险管理中第三方（医疗保险管理方）采用哪些方式和方法对医疗机构实施监督？

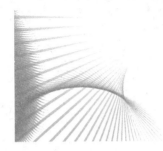

选择题参考答案

绪论

1-5 EBBDD 6-10 ABBDA 11-15 EDAEA 16-20 ECEBD

第一章

1-5 CCECA 6-10 DADBD 11-15 ACCBD 16-20 CBECE

第二章

1-5 BDBAA 6-10 BDBDA 11-15 ECDCB 16-20 CDCCC 21 B

第三章

1-5 CCBBD 6-10 ADCDD 11-15 EADEA 16-20 BCBAD 21-25 ADBAA 26-30 CCDCD

31-35 DDCED 36-40 CECCD 41-45 DABBB 46-50 CAEEC 51-55 AEBEC 56-60 CEABD

61-65 BCDBD 66-70 CBEAC 71-75 EDDEB 76-80 CECAD 81-85 DEBCC 86-90 EDECE 91. E

第四章

1-5 DCDBB 6-10 BCDCA 11-15 DCDCD 16-20 ADDBB 21-25 ABECE 26-30 ECDAA

31-35 BDDDE 36-40 DACBB 41-45 DBAAB 46-50 AEADC

第五章

1-5 EDCAC 6-10 EAECE 11-15 DDEDC 16-17 EA

第六章

1-5 BBCEA 6-8 ACD

第七章

1-5 ACEBA 6-10 DACBD 11-15 CCDCB 16-20 DBCCA 21-22 AE

第八章

1-5 DCADD 6-10 CDCED 11-15 ABDCE 16-20 DACEE 21-25 CAEDB 26 B

第九章

1-5 DBCEB 6-10 DBCAD

第十章

1-5 ABBED 6-10 ACADA 11-15 BDCCE 16-20 DDCAB

第十一章

1-5 DCECC 6-10 ABABD 11-15 CCDBC 16-20 ABEEC

第十二章

1-5 CBDEE 6-10 DBABD 11-15 CCAAB 16 E

第十三章

1-5 BDDBC 6-10 DDCDD 11-15 CCBBD 16-20 ABEAD 21-25 DDACD 26-30 EADAB
31-35 AECBB 36-40 DCDDC 41-43 EBE

第十四章

1-5AADDE 6-10 CABCB 11 D

第十五章

1-5 ABDEB 6-10 AAEDE 11-15 BCEBB 16-20 BDBDC

第十六章

1-5 BCCBD

第十七章

1-3 CBE

第十八章

1-5 ACAEB 6-10 AEDBB 11 D

第十九章

1-5 ACBCB 6-10 DCBAE

第二十章

1-3 EEE

第二十一章

1-5 DCCAC 6-10 CBDDE 11-15 AECBE 16-19 ECCA

第二十三章

1-5 DEDCE 6-10 ECDDC 11-15 BADBC 16-19 BCDC